复旦大学公共卫生与预防医学一流学科建设——健康中国研究院系列

中国疫苗招标、采购和配送管理优化研究

U0284819

上海科学技术出版社

图书在版编目（ＣＩＰ）数据

中国疫苗招标、采购和配送管理优化研究 / 付朝伟
主编. -- 上海 ： 上海科学技术出版社， 2021.4
ISBN 978-7-5478-5290-3

Ⅰ. ①中… Ⅱ. ①付… Ⅲ. ①疫苗－药品管理－研究
－中国 Ⅳ. ①R954

中国版本图书馆CIP数据核字(2021)第055673号

中国疫苗招标、采购和配送管理优化研究

主编 付朝伟

上海世纪出版(集团)有限公司
上海 科 学 技 术 出 版 社 出版、发行
(上海钦州南路71号 邮政编码 200235 www. sstp. cn)
苏州望电印刷有限公司印刷
开本 787×1092 1/16 印张 12.25
字数 200 千字
2021 年 4 月第 1 版 2021 年 4 月第 1 次印刷
ISBN 978 - 7 - 5478 - 5290 - 3/R·2280
定价：48.00 元

本书如有缺页、错装或坏损等严重质量问题,请向工厂联系调换

编委会

序

  疫苗是用于人群预防接种的预防性生物制品,是保护人类健康的最重要手段之一。我国从20世纪70年代开始进行计划免疫工作,在40多年的发展过程中,扩大免疫规划项目取得了令人瞩目的成就。目前,我国是世界上最大的疫苗生产国,也是少数几个能完全自主解决全部国家免疫规划疫苗的国家之一。

  如何合理、高效地进行疫苗招标、采购和配送是全球疫苗管理工作中面临的困境,而我国的疫苗招标、采购和配送模式亦面临着各省市对国家相关政策理解和执行不同、经济发展不均衡及地理环境条件差异大等带来的巨大挑战。在长期的疫苗管理工作中,我国建立了一系列行之有效的法律、法规、相关政策文件和管理制度,特别是2019年6月29日全国人大常委会审议通过的《中华人民共和国疫苗管理法》,为疫苗管理的相关规范、条例提供了法律基础和框架。但是,近年来疫苗相关事件不断出现,暴露出疫苗生产、流通、招标、采购、配送、使用和监管等环节依然存在问题,疫苗管理机制、体制和策略需要进一步优化与完善,积极开展疫苗招标、采购、配送管理等相关研究有着重要的理论和现实意义。

  中共中央办公厅、国务院办公厅印发的《关于改革和完善疫苗管理体制的意见》(中办发〔2018〕70号)明确指出,疫苗关系人民群众健康,关系公共卫生安全和国家安全,是国家战略性、公益性产品。服务于落实《中华人民共和国疫苗管理法》和中共中央办公厅、国务院办公厅《关于改革和完善疫苗管理体制的意见》相关工作要求,受相关部门委托,项目组采用定性与定量相结合的研究方法,系统评价了我国不同地区疫苗招标、采购和配送管理的现状、需求及变动趋势,识别出当前我国疫苗招标、采购、配送管理实践中的主要困惑及关键痛点,并提出

1

了优化我国不同地区的疫苗采购、配送管理模式的切实可行的改进措施和可操作性建议,希望对后续我国疫苗管理工作提高有所参考。

项目组对于项目开展期间予以大力支持的上海市疾病预防控制中心、青海省疾病预防控制中心、福建省疾病预防控制中心、吉林省疾病预防控制中心、河南省疾病预防控制中心及其他省级疾病预防控制中心、中国疾病预防控制中心、国家卫生健康委员会疾病预防控制局等单位和专家学者一并表示感谢!

不当之处,欢迎各位专家学者和广大读者批评指正!

付朝伟

2021 年 3 月

摘　要

目的：了解我国疫苗招标、采购和配送管理的现状，分析不同疫苗采购和配送管理模式的优缺点，为不同地区改进和优化疫苗招标、采购、配送管理模式提出可操作性建议，为相关行政部门制定政策和提高疫苗供应效率提供依据。

方法：采用机构问卷，调查 2018 年全国 31 个省市自治区及新疆生产建设兵团共 32 个省级行政单位的相关情况，同时采用个人深度访谈的方法访谈疫苗管理、服务相关机构及国际组织等相关工作人员 70 名，了解我国及相关省区市、地区、社区/乡镇目前疫苗招标、采购、配送的管理模式特点、相关政策及实施状况、挑战、建议，以及国际可借鉴的经验等。采用文献评阅和典型案例分析方法，收集国内外疫苗采购、配送和管理相关信息，进行系统评阅，梳理世界各国主要的疫苗采购、配送管理模式，剖析相关模式的优缺点，分析典型疫苗相关负性事件及新技术应用情况等。召开疫苗招标、采购、配送的管理模式研讨会，邀请卫生行政部门等相关领导、专家及部分省市代表等，研讨我国疫苗采购、配送管理模式的主要经验与挑战，并提出切实可行的优化建议。

结果：

1. 中国疫苗招标、采购、配送管理相关政策

我国疫苗法律体系以 2016 版《疫苗流通和预防接种管理条例》（以下简称《条例》）为基本框架，《条例》《中华人民共和国政府采购法》和《中华人民共和国政府采购法实施条例》规定，中国疫苗实行集中采购和分散采购相结合的制度，采购通过省级公共资源平台进行，通常以最低评标价法和综合评分法两种方式进行评标。《政府采购货物和服务招标投标管理办法》等 6 份文件进一步补充采

购细则。《条例》规定，疫苗运输需保证全程冷链;《疫苗储存和运输管理规范(2017年版)》进一步对冷链储存运输系统提出了详细要求。《药品流通监督管理办法》等3份文件进一步规范细则。此外,地方政府发布疫苗相关法律法规和政策文件共41部。于2019年12月实施的《中华人民共和国疫苗管理法》(以下简称《疫苗法》)对疫苗研制和上市许可、疫苗生产和批签发、上市后研究和管理、疫苗流通、预防接种、异常反应监测和补偿、保障措施、监督管理、法律责任等方面提出了更严格的要求。中国香港、澳门和台湾地区均无专门的疫苗管理法规。

2. 中国疫苗招标、采购、配送管理现况

2018年,在本次调查的32个省区市和新疆生产建设兵团中,广东省常住人口和人口流入最多,河南省人口流出最多。各省疾控免疫规划在岗人员,三分之二为有高级职称的免疫规划技术人员,全国平均每10万0~6岁儿童对应0.55位省疾控中心免疫规划技术人员,其中,西部>东部>中部。

2018年,全国有14个省区市委托国家集中招标采购国家免疫规划疫苗。2019年,所有省区市均委托国家集中招标。除新疆生产建设兵团外,31个省区市均实行非国家免疫规划疫苗由各省利用省级公共资源交易平台进行统一招标采购。

国家免疫规划疫苗在大部分省区市由疾控中心配送至接种点,北京、上海和天津完全由第三方配送,吉林、黑龙江、广东和湖南4省小部分接种点由第三方配送。大多数省区市非国家免疫规划疫苗配送与国家免疫规划疫苗配送方式类似。

在运输过程中,各省、各机构均能按照要求进行疫苗温度控制,但各地区温控设备配置差异大,缺乏统一的超温标准,不少省区市冷链车配置不足。各省以疾控内部仓储为主,各省间仓储新技术应用、配置差异大,尤其是基层疫苗仓储设备亟须改进。各省区市均不同程度建立了统一的免疫规划信息系统,以实现管理职能,多数系统运行良好。

全国免疫规划疫苗接种率普遍较高。2018年,除上海市外,其他省区市均出现疫苗供应不充分、不及时的现象,麻风疫苗全国范围内短缺。此外,西部省区市百白破、甲肝和卡介疫苗,中、东部地区A+C疫苗短缺情况较为严重。10个省区市(4省为国家免疫规划,6省为非国家免疫规划)开展过应急疫苗的采购,主要是西部地区。非国家免疫规划疫苗存在应急采购到位时间长的问题。

2014—2018年,多数西部省区市国家免疫规划相关费用完全来源于中央拨款;多数东部省区市除中央拨款外,省级单位也有一定经费拨款。人均年拨款,东部＞中部＞西部。非国家免疫规划疫苗筹资来源复杂。

3. 我国疫苗招标、采购、配送管理SWOT分析

1) 我国疫苗招标、采购、配送管理已取得的成绩:《疫苗法》提出国家免疫规划疫苗由国家统一招标,疫苗供应将得到更好保障;非国家免疫规划疫苗各省基本实现省级平台的统一招采;疫苗配送体系构建已基本完善,疫苗供应得以基本保证;我国政府出台的系列政策为疫苗配送体系的发展提供了制度保障;我国对于疫苗的相关投入总体不断上升;高素质的省级免疫规划人力队伍为疫苗服务管理提供了有力技术保障;疫苗需求管理整体把控较为准确;应急疫苗采购响应较为迅速。

2) 我国疫苗招标、采购、配送管理存在的主要问题:非国家免疫规划疫苗招采中,省级部门职责履行呈现缺位状态;国内疫苗供应与储备不充分的情况时有发生,疫苗管理机制有待加强;各省级疾控免疫规划人力资源配置存在差异,即使同处东、中或西部,各省间的差异依然较大;各级免疫规划工作人员相对短缺、工作积极性较低、流动性较大;目前疾控内部配送体系的设备配置存在较大的地区差异;针对疫苗在储运过程中出现的温度异常,缺乏统一的验收标准和操作规范;疫苗管理信息系统各省差别迥异,离出入库到接种的全程追溯管理有较大差距。

3) 我国疫苗招标、采购、配送管理的发展机会:《疫苗法》的发布,为优化我国疫苗招采和配送管理提供了法律保障;高科技和现代管理模式的发展,为优化疫苗冷链、储运和监管创造了新的机会;我国已建的免疫规划信息系统发挥了相应的信息收集等功能,为国家疫苗信息管理系统进一步的顶层设计和实施创造了机会。

4) 我国疫苗招标、采购、配送管理面临的主要挑战:《疫苗法》的执行和完善问题;信息化发展的同时存在的信息壁垒和信息安全等问题;人才队伍及其积极性与疫苗相关工作要求的差距;医疗冷链物流运输业的不够成熟影响了疫苗配送新模式的探索和推广;东、中、西部的客观差异增加了国家对疫苗招标、采购和配送的管理难度。

4. 国际疫苗招标、采购、配送管理相关规范与经验

国际疫苗的主要招标采购方式为集中采购。其中,美国儿童免疫接种项目疫苗均由国家疾病与预防控制中心(CDC)与疫苗生产商谈判,签订统一的联邦

采购合同；英国纳入国家免疫规划的疫苗由卫生部统一公开招标采购；澳大利亚国家免疫规划疫苗由联邦政府进行集中采购；欧盟25个国家对疫苗实行联合采购；联合国儿童基金会（UNICEF）通过集中采购获得比单独采购更低价格的疫苗。全球疫苗免疫联盟（GAVI）实行自我采购政策，为使用GAVI资金采购自己产品的国家保障优质的疫苗和免疫产品。

关于疫苗配送，美国和英国均采取第三方配送的模式，直接配送到接种单位。部分国家将疫苗与其他公共卫生产品整合，以改善现有配送运输系统。WHO提出一种创新的疫苗管理方法——"受控温度链"（controlled temperature chain，CTC），允许疫苗在被监测和控制的条件下，在传统冷链温度（2～8℃）之外的温度保持一定时间。

5. 中国疫苗招标、采购、配送管理优化建议

1）优化现有的招标采购模式：适当提高免疫规划疫苗的利润空间，激励生产企业进行技术创新，解决目前生产力不足的问题；鼓励多联疫苗的研发和使用，探索生产企业间的合作生产；加强国家各级政府疫苗管理相关部门联动，促进招采效率提高；落实非国家免疫规划疫苗遴选的省级机构职责，改变目前"只遴不选"的现状；建立非国家免疫规划疫苗招采效果指标体系，避免遴选唯价低论；偏远地区的疫苗采购可借鉴对口援建模式，探索地区搭配式采购；增加国家免疫规划疫苗采购中的省级机构能动性，缓解部分疫苗短缺问题。

2）大力发展冷链运输系统：加大资金投入，不断完善冷链系统的软硬件建设；优化疾控内部冷链体系，探索将疫苗及其他温度敏感卫生产品整合配送的方式；借鉴"上海模式"的相关经验，在部分发达地区探索发展第三方冷链物流业作为补充；进行热稳定实验，出台国家疫苗冷链温度管理具体规定。

3）进一步完善疫苗相关监管体系设计：明晰以疾控为中心、多部门协调的工作定位和职责划分；对于疫苗负面性事件等纠纷问题，完善问责机制；健全疫苗生产企业及相关企业合约管理，依法制定疫苗不履约的相关处罚措施。

4）加大疫苗招采和配送投入保障力度：由国家统一拨付国家免疫规划疫苗经费，提高资金效率；增加编制及非国家免疫规划疫苗的服务费以提升人员积极性。

5）推进相关信息系统的建设：建立全国统一的预防接种信息系统；运用信息化手段提高疫苗日常管理工作的效率。

关键词：疫苗；招标；采购；配送；SWOT分析；管理；建议

Abstract

Objective: To understand the current situation of vaccine bidding, procurement and delivery, analyze the advantages and disadvantages of different management modes of vaccine procurement and delivery; to propose operational suggestions for improving and optimizing the management strategies of vaccine bidding, procurement and delivery in different regions and to provide references for making relevant policies and improving vaccine supplying efficiency.

Methods: The institute questionnaire was used to investigate the vaccine-related situation of 31 provinces and Xinjiang Production and Construction Corps (hereinafter referred as "the XPCC") in 2018. Meanwhile, a total of 70 relevant experts from vaccine management and service-related institutions, and international organizations were interviewed with the personal in-depth interview to understand the current management modes of related policies, implementation, challenges and recommendations and international experience of vaccine bidding, procurement and delivery. The literature review and typical case analysis methods were occupied to collect information on vaccine procurement, delivery and management in the domestic and overseas. After the systematic review, the major vaccine procurement, delivery and management modes in the world were sorted out, and the advantages and disadvantages of the relevant modes, the typical vaccine-related negative events and the application of new technologies were described and analyzed. In the workshops on the management modes of vaccine bidding, procurement and delivery, relevant administrators of health executive departments, relevant experts at the national level and representatives of some provinces were invited to discuss the main experiences, challenges and suggestions of vaccine procurement and delivery management system in China.

Results:

1. The vaccine bidding, procurement and delivery management policies in China

The basic framework of vaccine legal system of China was the Ordinance on the Management of Vaccine and Immunization (hereinafter referred as "the Ordinance"). According to the Ordinance, Government Procurement Law of the People's Republic of China and Regulation on the Implementation of the Government Procurement Law of the People's Republic of China, both methods of centralized procurement and decentralized procurement were used in vaccine procurement of China. The procurement was conducted through the provincial public resource platform, usually with a minimum price evaluation method or a comprehensive scoring method. The detailed rules for the procurement were further supplemented in six documents, such as the Administrative Measures for Bidding and Tendering of Goods and Services Purchased by Government. The Ordinance stipulated that cold chain shall be maintained in the whole process of vaccine transportation, and the Management Specification for Vaccine Storage and Transportation (2017 version) further gave detailed requirements for the cold chain transportation and storage system. The detailed rules were further standardized in three documents, including the Measures for the Supervision and Administration of Drug Circulation. In addition, the local government issued 41 vaccine-related laws, regulations and policy documents. The Vaccine Management Law of the People's Republic of China (hereinafter referred to as "the Vaccine Law") implemented on December 31, 2019 put forward more stringent requirements on vaccine development and marketing license, vaccine production and batch issuance, post marketing research and management, vaccine circulation, vaccination, abnormal response monitoring and compensation, safeguard measures, supervision and management, legal liability, etc. There were no special vaccine laws or regulations in Hong Kong, Macao and Taiwan.

2. Current situation of vaccine bidding, procurement and delivery management in China

In 2018, among all the 32 provinces (including XPCC) surveyed, Guangdong Province had the largest permanent population and population inflow, and Henan Province had the largest population outflow. Two thirds of the staffs in the management of the provincial immunization program were those with senior titles in provincial Center for Disease Control and Prevention (CDC). In China, every 100, 000 6-year-old children corresponded to 0.55 provincial CDC immunization technicians, and that of the western region was higher than that of the eastern region, than the central region.

In 2018, 14 provinces entrusted national centralized bidding to purchase national immunization program vaccine, and all the provinces entrusted national centralized bidding in 2019. In addition to the XPCC, 31 provinces purchased non-immunization program vaccines through unified bidding by the provincial public resource platform. National immunization program vaccines were distributed from the CDC to the vaccination service sites in most provinces, but entirely by third parties in Beijing, Shanghai and Tianjin, and a small number of vaccination sites were distributed by third parties in Jilin, Heilongjiang, Guangdong and Hunan provinces. In most provinces, the distribution of non-immunization program vaccines was similar to that of national immunization program vaccines.

In the process of transportation, all institutions in each province controlled the temperature of vaccine according to the requirements, but the configuration of temperature control equipment varied greatly from region to region. There was a lack of unified temperature standard, and the configuration of cold chain cars in many provinces was still insufficient. Each province mainly focused on the internal storage of vaccines in CDC, but there were great differences in the application and configuration of new storage technologies over provinces. In addition, the basic vaccine storage equipment should be improved. A unified immunization program information system in each province had been established to achieve management functions to some degree, and most of them went well.

The vaccination rate of the national immunization program was generally high. In 2018, except Shanghai, the vaccine supply in other provinces was not sufficient or timely, and leprosy vaccine was in short supply nationwide. In addition, there was a serious shortage of DPT, Hepatitis A and BCG vaccine in western provinces, and A + C vaccine in central and eastern provinces. Ten provinces (4 provinces for immunization program and 6 provinces for non-immunization program) carried out emergency vaccine procurement, mainly in the western region. There was a long delay-time for emergency procurement of non-immunization program vaccines.

During 2014 to 2018, most of the immunization program related costs in western provinces were fully covered by the central government. In addition to the central government funding, most of the eastern provinces also had some funding at the provincial level. The per capita annual allocation was highest in the eastern provinces, then in the central and the western provinces. The sources of non-immunization vaccine financing were complex.

3. SWOT analysis of vaccine bidding, procurement and delivery management in China

1) Achievements in vaccine bidding, procurement and delivery management in China: the Vaccine Law put forward that the national immunization program vaccines should be uniformly bid and procured by the state, and the vaccine supply could be better guaranteed; non-immunization program vaccines were basically procured by the unified bidding of provincial

platforms; the vaccine delivery system worked well, and the vaccine supply was basically guaranteed; a series of government policies provided institutional guarantee for the development of vaccine distribution system; China's overall investment in vaccines increased; the high-quality provincial immunization program team provided strong technical support for vaccine service management; overall, vaccine demand management was relatively accurate; the response to emergency vaccine procurement was relatively rapid.

2) Main problems in the management of vaccine bidding, procurement and delivery in China: the performance of provincial departments in the non-immunization program vaccine bidding and procurement was lower than that expected by the governance; the insufficient supply and storage of vaccines occurred from time to time; there were differences in the allocation of human resources over the provinces, even if those in the same geographical region; there was a relative shortage of immunization program staff at all levels, with low enthusiasm and high mobility; there were significant regional differences in the equipment configuration over the internal distribution systems of CDC; there was a lack of unified acceptance standards and operational specifications for the abnormal temperature during the storage and transportation of vaccines; vaccine management information system varied over provinces, and that could not meet the requirement for tracing during the whole management process of vaccines.

3) Development opportunities of vaccine bidding, procurement and delivery management in China: with the promulgation of the Vaccine Law, there was the legal guarantee for the optimization of vaccine bidding, procurement and delivery management in China; with the development of high technology and modern management mode, there were new opportunities for the optimization of vaccine cold chain, storage, transportation and supervision; the immunization program information system in China had played an important role in the information collection but more functions called for the further top-level design and implementation

of the national vaccine information management system.

4) Main challenges faced by vaccine bidding, procurement and delivery management in China: the implementation and improvement of the Vaccine Law; information barriers and security problems existing simultaneously in the information development; the gap between the staffs' enthusiasm for the immunization services and higher work requirements; the immaturity of the medical cold chain logistics and transportation industry; the objective differences among the east, central and west areas in governance, geography, socioeconomic status, human resources, etc.

4. Relevant policies and experience of international vaccine bidding, procurement and delivery management

The main bidding procurement method was centralized procurement worldwide. In the United States, the federal procurement of children's immunization program vaccines were negotiated and signed by the national CDC and vaccine manufacturers. In the United Kingdom, the vaccines included in the national immunization program were purchased by the Ministry of Health through unified public bidding. In Australia, the vaccines of national immunization program were purchased by the federal government. In the European Union, the vaccines of 25 countries were actually purchased by the Union Agency. The United Nations International Children's Emergency Fund (UNICEF) obtained lower vaccine prices through centralized procurement than through independent procurement by countries. The Vaccine Alliance (GAVI) implemented a self-procurement policy to ensure high-quality vaccines and immunization products for countries using GAVI funds to purchase vaccines.

The United States and the United Kingdom adopted the third-party delivery model, and those vaccines were directly distributed to vaccination units. Some countries integrated vaccines with other public health products to improve the existing distribution and transportation system. The World Health Organization (WHO) proposed an innovative vaccine management method — "controlled temperature chain" (CTC), which allowed vaccines to be kept at temperatures outside of the traditional cold chain of $+2°C$ to $+8°C$ for a limited period of time under monitored and controlled conditions.

5. Suggestions on the optimization of vaccine bidding, procurement and delivery management in China

1) To optimize the existing bidding and procurement modes: Firstly, it is necessary to improve the profit space of immunization program vaccines, and encourage the production enterprises to do more technological innovations for solving the problem of insufficient productivity. Secondly, the government should encourage the research, development and use of multi-vaccines, and explore the cooperative production among the production enterprises. Thirdly, the linkage of relevant vaccine administration departments of governments at all levels should be strengthened to promote the efficiency of bidding and procurement. Fourthly, the responsibilities of provincial agencies in the selection of vaccines for non-immunization program should be identified and evaluated to change the current situation of only listing but not selecting. Also, the more reasonable and feasible index system for the bidding and procurement effect of non-immunization program vaccines should be developed and established to avoid the lowest price selection method. For the remote or underdeveloped provinces, the combined vaccine procurement with the developed provinces should be explored. At last, increasing the initiative of provincial agencies for vaccine procurement will help to alleviate the shortage of some vaccines.

2) To develop the cold chain delivery system further: The government should increase the capital investment, and continuously improve the hardware and software construction of the cold chain system. The internal cold chain system of CDC should be optimized, and the integrated delivery of vaccines and other temperature sensitive health products should be explored. With the relevant experience of "Shanghai mode", the third-party cold chain logistics industry may serve as a supplement in some developed regions. In addition, the heat stability experiments for vaccines and the specific regulations of the national vaccine cold chain temperature management

should be operated and introduced as soon as possible.

3) To improve the top design of the monitoring and regulatory system for vaccines: The positioning of CDC as the center, multi-department coordination, and relevant responsibilities should be defined more clearly. The accountability mechanism for disputes including vaccine negative events should be detailed. The contract management of vaccine manufacturers and related enterprises should be improved, and the effective punishment measures for the violation of vaccines contracts should be formulated according to the law and policy.

4) To increase the financial investment and support strength in vaccine procurement and delivery: In order to improve the efficiency of funds, fees for national immunization program vaccines should be paid directly by the state. Also, professional personnel should be allocated more into the vaccine management and services, and the authorized strength of staff and service fee of non-immunization program should be increased for higher enthusiasm of the related staffs.

5) To promote the development of relevant information systems: The unified national vaccination information system should be developed and established to improve the efficiency of daily vaccine management.

Keywords: vaccine; bidding; procurement; delivery; SWOT analysis; management; suggestions

目　录

第一章
研 究 概 述

一、研究背景

作为用于人体预防接种的预防性生物制品,疫苗的使用对象是健康人群,属于特殊的药品,不仅可以预防急性传染病,还可以预防感染相关的慢性病。我国从 20 世纪 70 年代开始进行计划免疫工作,在四十多年的发展过程中,经过免疫规划工作的三次扩大计划后,我国疫苗免疫规划的范围由"4 种疫苗防 6 种疾病"扩展至"14 种疫苗防 15 种疾病",中国扩大免疫规划项目取得了令人瞩目的成就,为实现拯救生命、预防病痛的全球健康目标做出了巨大贡献。同时,我国在疫苗生产领域也是硕果累累。中国是世界上最大的疫苗生产国,可生产 63 种疫苗,能预防 34 种传染病,疫苗年总产能超 10 亿剂次,也是少数几个能完全自主解决全部国家免疫规划疫苗的国家之一。其中,我国生产的乙型脑炎减毒活疫苗、流感疫苗、甲型肝炎灭活疫苗和脊髓灰质炎疫苗等先后通过世界卫生组织的预认证,可以服务全球更多人群。

近年来,"山东疫苗事件""金湖疫苗事件"等暴露了目前我国疫苗采购、配送和管理中的部分问题,我国迫切需要开展疫苗采购、配送和管理服务的优化研究。针对近年来发生的问题疫苗事件,特别是长春长生公司问题疫苗案件所暴露出的疫苗生产、流通和使用等环节存在的企业主体责任不落实、质量安全监管不到位、职业化和专业化监管力量薄弱、法规制度不完善等突出问题,国家针对性出台了系列相关政策文件,其中最重要的无疑是 2019 年 6 月 29 日全国人大常委会审议通过的《中华人民共和国疫苗管理法》,为疫苗管理的相关规范、条例提供了法律基础和框架。

全球大多数国家纳入免疫规划的疫苗采用政府集中采购,部分国家与联合国儿基会等国际组织合作进行集中采购,其他疫苗则往往采用分散采购。美国通过集中招标来采购儿童免疫接种项目疫苗;其他疫苗则分散采购,疫苗需获美国食品及药物管理局批准,同时还需提供疫苗的完整原版配方、测试和生产方法、检测分析方法等数据。英国和德国的疫苗采取中央采购制,购买由卫生部全权负责,从厂家采购。与此相似,当前我国疫苗亦实行集中采购和分散采购相结合的方式,以公开招标为主。其中,国家免疫规划疫苗采用国家集中招标采购,与生产企业签订政府采购合同;非国家免疫规划疫苗通过省级公共资源交易平台进行集中采购,由县级疾病预防控制机构向疫苗生产企业采购后,供应本行政区域的接种单位。实际工作中,省级相关机构往往将全部合规疫苗纳入平台,评价遴选工作实际由县级机构承担,大多存在不同程度的"省级守门人缺位现象"。在最近颁布实施的《疫苗法》中,对两类疫苗的招标和采购进行了进一步规范。

疫苗从生产到接种的全过程一般需要按照规定的温度条件(2~8℃),通过冷藏设施设备储存、运输。世界卫生组织和联合国儿童基金会通过对 65 个中、低收入国家的有效疫苗管理评估后发现,合理、高效的疫苗储存、配送仍是这些国家疫苗管理工作中面临的困境[1]。疫苗配送主要有两种模式:内部供应链和外包供应链。内部供应链模式指疫苗流通的整个过程由政府部门管理,疫苗存储、配送流程一般从疫苗生产企业到疫苗相关专业机构后,再到疫苗接种单位。外包供应链模式指政府部门委托专业第三方冷链物流公司进行疫苗储存和配送服务工作。在实际工作中,也有将两种模式相结合的探索,将第三方物流作为应急储备和补充。

美国自 2008 年起将整个儿童免疫接种项目的疫苗储运外包给第三方冷链物流公司,减少了疫苗储存运输环节中的损耗,提高了供应效率,降低了配送总成本,估计美国政府每年能因此节省 1 950 万美元[2]。南非西开普省和泰国也进行了类似的探索[3,4]。在我国,疫苗供应一直采用疾病预防控制中心统一管理的计划管理模式,疫苗存储配送流程一般为:疫苗生产企业→省/自治区/直辖市级疾病预防控制中心→地/市级疾病预防控制中心→县/区级疾病预防控制中心→接种单位。但是,当前在部分省区市的某些市级、县区级疾病预防控制中心,由于冷链装备数量和容量、冷藏车辆数量不能满足实际运转等原因,日益增长的疫苗冷链运输需求难以得到保障。与此同时,北京、上海和天津等地积极探索第三方配送方式进行疫苗运输,由省级疾病控制中心与疫苗生产厂商(代理商)签订政府采购合同后,疫苗生产厂商(代理商)将疫苗冷链运输至指定的第三方冷链物流公司的冷藏库,第三方冷链物流公司依据省级疾病预防控制中心制定的分发计划和接种单位的疫苗需求,在规定的时间将疫苗通过冷链配送至接种单位。此外,也有部分省区市的地方疾控中心将第三方冷链物流公司作为应急存储和配送的合作方,以备不时之需。最新颁布实施的《疫苗法》规定,疫苗上市许可持有人应当按照采购合同约定,向疾病预防控制机构或者疾病预防控制机构指定的接种单位配送疫苗。疫苗上市许可持有人、疾病预防控制机构自行配送疫苗的,应当具备疫苗冷链储存、运输条件,也可以委托符合条件的疫苗配送单位配送疫苗。疾病预防控制机构配送非免疫规划疫苗可以收取储存、运输费用。《疫苗法》给不同省区市的疫苗配送赋予了更大的自主性和灵活性,但是具体的实施规范与细则有待相关部门进一步明确。

目前,我国的疫苗招标、采购和配送模式面临各省市对国家相关政策理解和执行不同、经济发展不均衡、地理环境条件差异大等带来的巨大挑战,疫苗的有效供应未能得到充分保障。以四川省为例,有近40%的非国家免疫规划疫苗的配送到位时间超过30天(平均配送时间为38.5天),部分地区疫苗断供等情况时有发生,相应的采购和配送模式需要进一步完善和优化。随着国家扩大免疫规划的实施,群众健康意识和对疫苗安全性和质量的关注度逐渐提高,对疫苗冷链的精细管理和系统评价提出了更高的要求,我国也亟需形成和制定统一的监测和评价标准。中国疾控中心通过引入世界卫生组织开发的用于评估和提高疫苗管理质量的工具——有效疫苗管理(Effective Vaccine Management,EVM),对疫苗运输及接收、疫苗监控、建筑设备和运输、运转维护、储存能力、储存管理、疫苗分发、人员技能、信息系统及相关支持性管理等指标进行了试点评价[5],分析了各级疾病预防控制机构、接种单位实施疫苗冷链储运管理中可供改进的风险点和关键点。由于EVM评估方法设计之初未考虑第三方物流配送问题,因此无法有效评估第三方疫苗配送管理模式。

2018年中共中央办公厅、国务院办公厅印发的《关于改革和完善疫苗管理体制的意见》(中办发〔2018〕70号)明确指出,疫苗关系人民群众健康,关系公共卫生安全和国家安全,是国家战略性、公益性产品;实行疫苗集中招标和统一采购,体现疫苗产品公益性特点;加强疫苗销售配送管理,疫苗生产企业负责确定符合资质要求的配送企业,由配送企业将疫苗配送到省级疾病预防控制机构,省级疾病预防控制机构负责组织将疫苗配送到接种点;由省级财政支持加强疫苗冷链配送能力建设,其中属于群众自费且自愿接种疫苗(即第二类疫苗)的,配送费用由企业承担;落实疫苗运输全过程温度记录要求,鼓励使用温控标签,防控疫苗流通、运输过程中的质量安全风险等。2019 年 6 月 29 日,全国人大审议通过了《中华人民共和国疫苗管理法》,主要对疫苗研制和上市许可、疫苗生产和批签发、上市后研究和管理、疫苗流通、预防接种、异常反应监测与补偿、保障措施、监督管理、法律责任等方面提出了更严格的要求,将疫苗的管理要求提高到维护国家安全的层面。

为进一步了解我国不同地区疫苗招标、采购和配送管理的现状、需求及变动趋势,识别当前我国疫苗招标、采购、配送管理实践中的主要困惑及关键痛点,探索优化我国不同地区的疫苗采购、配送管理模式,提出切实可行的改进措施和可操作性建议,落实《中华人民共和国疫苗管理法》和中共中央办公厅、国务院办公厅《关于改革和完善疫苗管理体制的意见》相关工作,积极开展疫苗招标、采购、配送管理等相关研究有着重要的理论和现实意义。

二、研究目标

了解我国疫苗招标、采购和配送管理的现状,分析不同疫苗招标、采购和配送管理模式的优缺点,为不同地区改进和优化疫苗招标、采购、配送管理模式提出可操作性建议,为相关行政部门制定政策和提高疫苗供应效率提供依据。具体包括:

1. 调查了解全国及各省疫苗招标、采购、配送等相关政策、实际运行模式、疫苗使用情况、供应情况、管理需求等现况及变化情况,系统分析、比较我国不同地区主要模式的优缺点及面临的主要挑战;

2. 深入调查样本地区疫苗招标、采购、配送管理模式特点、相关政策、新技术应用等,分析样本地区疫苗招标、采购、配送和管理中面临的主要问题与挑战;

3. 系统梳理国外典型疫苗招标、采购、配送管理模式,剖析不同模式的优缺点;

4. 分析当前我国疫苗招标、采购、配送管理实践中的主要困惑及关键问题,探索并形成优化我国疫苗招标采购、配送和管理模式的可操作性建议,为国家卫生行政部门制定相关政策提供依据。

三、主要研究方法与内容

将定量与定性调查相结合,综合文献评阅、SWOT 分析、利益方分析、案例分析等方法。

1. 全国疫苗招标、采购、配送管理现况调查

1.1 调查地点与对象

以全国 31 个省区市和新疆生产建设兵团(后简称"兵团")为机构调查对象,以国家相关管理部门负责人、国际组织驻华专家、相关企业代表等相关专家为个人访谈对象。此外,项目组以书面形式征询了前任美国 CDC 专家、现中国疾病预防控制中心顾问对项目的建议。

1.2 调查方法

对上述机构采用机构问卷调查,对上述相关专家采用个人深度访谈方法。

1.3 调查内容

全面调查 2018 年全国 31 个省市及兵团相关疾病预防控制中心机构人员配置、硬件、政策、疫苗使用情况、供应情况、管理需求、费用等信息,具体调查问卷见附件 1。其中,2018 年各省疫苗接种的相关信息来自中国疾病预防控制中心相关数据库。

对国家卫健委和中国食品药品检定研究院相关处室负责人、中国疾病预防控制中心相关处室负责人、相关疫苗生产和配送服务企业,以及联合国儿童基金会、世界卫生组织等国际组织驻华机构等各利益相关方关键知情人(各 1~2 人,合计 10 人)开展个人深度访谈,深入了解我国疫苗招标、采购、配送的管理模式特点、相关政策及实施状况、挑战、建议,以及国际可借鉴的经验等。具体访谈提纲见附件 2。

1.4 分析方法

对全国及省级定量数据进行统计学描述,连续变量采用均数±标准差描述,非连续变量采用频数和百分比描述;不同省区市或地区的连续变量组间比较采用方差分析或秩和检验,非连续变量组间比较采用卡方检验。

以上访谈以录音形式记录,整理成文字后,按照主题、亚主题进行编码分类,主要采用归纳法进行分析。

为了统一疫苗分类,本报告分为国家免疫规划疫苗(一类疫苗)和非国家免疫规划疫苗(二类疫苗),除相关政策文件外,一般使用国家免疫规划疫苗和非国家免疫规划疫苗。对于常住人口数据,项目完成时尚无官方公布的 2018 年人口数据,故本书中绝大多数使用了 2017 年的人口数据,部分进行了更新。

本次调查涉及 32 个省级单位情况(不含香港、澳门特区和台湾地区),如表 1-1-1;为方便分类及叙述,本报告参考《中国卫生健康统计年鉴》,将涉及的省级行政区域按东、中、西部分类描述。本次调查的省级行政区域包括东部地区 11 个、中部 8 个、西部 13 个。

表 1-1-1 调查省区市及其所属地区

地区	省、自治区、直辖市
东部	广东、江苏、山东、浙江、河北、上海、天津、北京、福建、海南、辽宁
中部	黑龙江、湖北、吉林、江西、河南、湖南、安徽、山西
西部	新疆、贵州、陕西、广西、内蒙古、宁夏、青海、四川、云南、甘肃、重庆、西藏、兵团*

* 兵团为新疆生产建设兵团。

2. 项目地区疫苗招标、采购、配送管理现况深入调查

2.1 调查地点与对象

根据不同地理位置和疫苗招标、采购、配送管理特点,选取上海市、吉林省、青海省、河南省和福建省,共 5 个省(直辖市)作为项目样本省区市。每个项目样本省区市,再根据地理特点和疫苗招标、采购、配送管理模式,选取 2 个县(市、区)级单位作为现场调查地区。

调查对象为选取的项目样本省市及区县卫健委相关处室负责人(各 1 人)、省级疾病预防控制中心疫苗管理相关处室负责人(各 1~2 人,如果疫苗招采和配送不在同一处室,则访谈 2 人)、区县疾病预防控制中心疫苗管理相关处室负责人(各 1 人)、社区卫生服务中心(乡镇卫生院)分管主任和防保科长(各 1 人)等利益相关方关键知情人(每省合计 11~14 人,最终访谈 60 人),具体如下:

① 上海市:上海市卫健委疾控处负责人 1 人、上海市疾病预防控制中心规划免疫所负责人 2 人(疫苗和冷链管理),长宁区卫健委疾控科负责人 1 人、长宁区疾病预防控制中心规划免疫科负责人 1 人、社区卫生服务中心负责人和防保科负责人各 1 人,松江区疾病预防控制中心负责人 1 人(代松江区卫健委疾控科

负责人)、松江区疾病预防控制中心规划免疫科负责人1人、社区卫生服务中心负责人和防保科负责人各1人,合计11人。

② 福建省:福建省卫健委疾控处负责人1人、福建省疾病预防控制中心规划免疫所负责人2人(疫苗和冷链管理),宁德市疾病预防控制中心负责人1人,福州市鼓楼区卫健委疾控科负责人1人、疾病预防控制中心负责人1人、社区卫生服务中心负责人和防保科负责人各1人;沙霞县卫健委疾控科负责人1人、疾病预防控制中心负责人1人、乡镇卫生院负责人和防保组负责人各1人,合计12人。

③ 吉林省:吉林省卫健委疾控处负责人1人、吉林省疾病预防控制中心规划免疫所负责人2人,长春市二道区卫健委疾控科负责人1人、疾病预防控制中心分管副主任1人、社区卫生服务中心主任1人和防保科长1人,吉林省四平市伊通满族自治县卫健委疾控科负责人1人、疾病预防控制中心主任1人、乡镇卫生院院长和防保组负责人各1人,合计11人。

④ 河南省:河南省卫健委疾控处负责人1人、河南省疾病预防控制中心2人(计免所负责人及招标采购负责人),郑州市金水区卫健委疾控科负责人1人、疾病预防控制中心计划免疫负责人1人、社区卫生服务中心负责人和防保科负责人各1人,三门峡市计划免疫负责人1人,灵宝市卫健委疾控科负责人1人、疾病预防控制中心负责人1人、乡镇卫生院负责人和防保组负责人各2人,合计14人。

⑤ 青海省:青海省卫健委疾控处负责人1人、青海省疾病预防控制中心规划免疫所负责人2人(疫苗和冷链管理),西宁市城西区卫健委负责人1人、疾病预防控制中心分管副主任1人和规划免疫科科长1人、社区卫生服务中心主任1人和免疫接种负责人1人,同仁县疾病预防控制中心负责人1人和免疫规划科负责人1人、乡镇卫生院负责人和防保组负责人各1人,合计12人。

2.2 调查方法

采用个人深度访谈方法。

2.3 调查内容

深入了解我国及相关省区市、地区、社区/乡镇目前疫苗招标、采购、配送的管理模式特点、相关政策及实施状况、挑战、建议等。具体访谈提纲见附件2。

2.4 分析方法

以上访谈以录音形式记录,整理成文字后,按照主题、亚主题编码归类,主要采用归纳法进行分析。

3. 疫苗招标、采购、配送管理文献研究

3.1 资料来源

国家卫生健康委、美国国家卫生研究院（National Institutes of Health，NIH）、美国疾病预防控制中心（The Centers for Disease Control and Prevention，CDC）、世界卫生组织（World Health Organization，WHO）、联合国儿童基金会（United Nations International Children's Emergency Fund，UNICEF）、世界银行、全球疫苗免疫联盟（the Vaccine Alliance，GAVI）等政府及国际组织网站，PubMed、万方、知网等文献数据库。

3.2 研究内容

收集国内外疫苗采购、配送和管理相关文献、政策、文件、新技术应用等相关信息，进行系统评阅，梳理世界各国主要的疫苗采购、配送和管理模式，剖析相关模式的优缺点，分析典型疫苗相关负面事件及新技术应用等。

其中，选取世界卫生组织（WHO）、联合国儿童基金会（UNICEF）、全球疫苗免疫联盟（GAVI）等国际组织网站，美洲代表性国家美国的国家卫生研究院、疾病预防控制中心等网站，欧洲代表性国家英国的政府网站，亚太地区代表性国家日本、韩国、泰国、越南和澳大利亚的政府网站，中国国家卫健委、疾病预防控制中心、财政部等官方网站，重点查阅 2014—2019 年疫苗招标、采购和配送管理相关文件。同时，通过 PubMed、万方、知网等文献数据库重点查阅 2010—2019 年（5月）国内外疫苗招标、采购、配送管理等相关文献。

3.3 分析方法

采用文献评阅和典型案例分析方法，对以上收集的文献或文件进行评阅，并形成不同主题的相关综述。

4. 专家咨询

召开疫苗招标、采购、配送的管理模式研讨会，邀请卫生行政部门等相关领导、国家级相关专家及部分省市代表等，研讨我国疫苗采购、配送管理模式的主要经验与挑战，并提出切实可行的优化建议。

在上述基础上，形成中国疫苗招标、采购、配送的管理模式优化建议报告；同时形成相关政策简报，并传播相关研究成果。

本章主要参考文献：

［1］　WORLD HEALTH ORGANIZATION U N C F. Effective Vaccine Management［R］. 2014.

［2］　Copeland M. Smarter Medicine：How the US Centers for Disease Control and Prevention Revolutionized the Way Vaccines are Delivered［J］. Strategy & Business，2008.

［3］　Lydon P，Raubenheimer T，Arnotkrüger M，et al. Outsourcing vaccine logistics to the private sector：The evidence and lessons learned from the Western Cape Province in South-Africa［J］. Vaccine，2015，33(29)：3429－3434.

［4］　Suraratdecha C. An assessment of vaccine supply chain and logistics systems in Thailand［J］. Seattle Washington Path Sep，2011.

［5］　袁平，郑景山，曹雷，等. 世界卫生组织有效疫苗管理方法试点评估分析［J］. 中国疫苗和免疫，2015(6)：671－674.

第二章
中国疫苗招标、采购、
配送管理相关政策

一、中国疫苗管理相关政策

　　检索国家及各省级人民政府网站,疾控中心、卫健委、财政部门等相关政府部门网站。检索时间点限制为 2019 年 6 月。检索出的相关法律法规经过初步筛查(如附表 1),最终确定相关法律法规和政策文件 58 篇。本次搜索共检出疫苗相关国家基本法律法规和政策文件 11 篇。其中,《中华人民共和国疫苗管理法》《疫苗储存和运输管理规范(2017 年版)》《关于贯彻实施新修订〈疫苗流通和预防接种管理条例〉的通知》《国务院办公厅关于进一步加强疫苗流通和预防接种管理工作的意见》《食品药品监管总局国家卫生计生委关于进一步加强疫苗流通监管促进疫苗供应工作的通知》《疫苗流通和预防接种管理条例(2016 年修订版)》属于疫苗直接相关法律法规和政策,针对疫苗的销售、采购、储存、运输、使用和监督保障几个方面进行了规定。而《中华人民共和国政府采购法》《中华人民共和国传染病防治法》《药品经营质量管理规范(2016 修订版)》《药品流通监督管理办法》《中华人民共和国政府采购法实施条例》这五部法律将疫苗定义为药品的一部分,对疫苗的管理、采购、储存、接种进行了相关的规定。

　　目前,我国疫苗产业体系可分为五个阶段,分别为:研发、注册、生产、流通和使用阶段,均有相关法律对相应的阶段进行规定。本部分重点梳理我国疫苗招标、采购与配送管理的相关重要政策规定。

1. 中国疫苗管理体系背景

自 1978 年以来,我国开始实行有计划的预防接种,即计划免疫制度,并在儿童中实施了预防接种证书制度,该类疫苗由我国政府免费向公民提供。目前,我国免疫规划疫苗的范围由 4 种疫苗防 6 种疾病,扩展至 14 种疫苗防 15 种疾病,中国免疫规划项目的扩大取得了令人瞩目的成就。

我国免疫接种的相关管理工作由国务院卫生主管部门总体负责,各行政区划内具体的接种安排由各级疾病预防控制机构分别负责,各级卫生健康委员会和药品监督管理部门共同负责本行政区域内疫苗质量和流通的监督管理工作。同时,国家建立了注册管理、监督检查、生产质量管理规范、疫苗批签发和监督抽检等一系列制度,以确保监管体系能够有法可依。

我国于 1982 年成立了卫生部医学科学委员会计划免疫专题委员会和 6 个区域性的计划免疫协作委员会,至今共经过 3 次演变,并于 2017 年 10 月成立国家免疫规划专家咨询委员会。专家咨询委员会主要由来自流行病与卫生统计学、病原微生物学、疫苗学、临床医学、免疫学、卫生政策与卫生经济学、免疫预防实践等相关领域的 27 位国内著名专家组成,其主要职责是综合评估疫苗可预防疾病负担和疫苗安全性、有效性、卫生经济学评价、生产供应能力等资料,对动态调整国家免疫规划疫苗种类、修订国家免疫规划疫苗免疫程序等进行审议并形成决议,对国家免疫规划重大政策提出论证意见。

同时,原国家卫生计生委授权中国疾病预防控制中心于 2017 年 12 月正式组建了首届国家免疫规划技术工作组,包括 3 个常设工作组(国家免疫规划疫苗程序协调工作组、通用技术规范工作组和循证决策方法工作组)和 13 个专题工作组(脊灰疫苗、麻腮风疫苗、乙肝疫苗、戊肝疫苗、流脑疫苗、Hib 疫苗、水痘疫苗、肺炎球菌疫苗、轮状病毒疫苗、狂犬病疫苗、流感疫苗、霍乱疫苗、HPV 疫苗),其主要职责是为专家咨询委员会提供循证支持和技术准备。

2. 中国疫苗招标、采购相关政策

2002 年,全国人大通过了《中华人民共和国政府采购法》,并于 2014 年进行了修订,这是疫苗招标采购政策依据的基本法。2015 年,全国人大又通过了《中华人民共和国政府采购法实施条例》。根据这两部法律法规规定,政府采购实行集中采购和分散采购相结合的方式,纳入集中采购目录的政府采购项目实行集

中采购。政府采购目前有6种方式：① 公开招标；② 邀请招标；③ 竞争性谈判；④ 单一来源采购；⑤ 询价；⑥ 国务院政府采购监督管理部门认定的其他采购方式。政府采购招标评标方法有最低评标价法和综合评分法。在现实的疫苗相关招标工作中，大多数地方政府采用最低评标价法。国家财政部在2007—2017年期间发布了4部与疫苗招标、采购相关的文件，进一步细化了疫苗等相关产品招标和采购方式等。2004年发布了《政府采购货物和服务招标投标管理办法》，现行的为2017年修订版，其中第三条规定，邀请招标时，采购人需从符合相应资格条件的供应商中随机抽取三家以上供应商；第四十三条规定，公开招标的投标人也不得低于三家。2007年发布了《政府采购进口产品管理办法》，其中第十四条规定，政府采购进口产品应当以公开招标为主要方式。2013年发布了《政府采购非招标采购方式管理办法》，规定了竞争性谈判、单一来源采购和询价采购的细则。2014年发布了《政府采购竞争性磋商采购方式管理暂行办法》，对于竞争性谈判作了进一步详细的规定。

2016年国务院修订了《疫苗流通和预防接种管理条例》，该条例最初于2005年发布，原先规定疫苗生产企业可以向疾病预防控制机构、接种单位、疫苗批发企业销售本企业生产的第二类疫苗。疫苗批发企业可以向疾病预防控制机构、接种单位、其他疫苗批发企业销售第二类疫苗。县级疾病预防控制机构可以向接种单位供应第二类疫苗；设区的市级以上疾病预防控制机构不得直接向接种单位供应第二类疫苗。修订后的条例新增了第十条，即采购疫苗应当通过省级公共资源交易平台进行。条例第十一条规定，省级疾病预防控制机构应当根据国家免疫规划和本地区预防、控制传染病发生和流行的需要，制定本地区第一类疫苗的使用计划，并向依照国家有关规定负责采购第一类疫苗的部门报告，同时报同级人民政府卫生主管部门备案；使用计划应当包括疫苗的品种、数量、供应渠道与供应方式等内容。第十二条规定，负责采购第一类疫苗的部门应当依法与疫苗生产企业签订政府采购合同，约定疫苗的品种、数量、价格等内容，取消了疫苗批发企业的权限。第十三条规定，疫苗生产企业应当按照政府采购合同的约定，向省级疾病预防控制机构或者其指定的其他疾病预防控制机构供应第一类疫苗，不得向其他单位或者个人供应，同样取消了疫苗批发企业的权限。第十五条规定，第二类疫苗由省级疾病预防控制机构组织在省级公共资源交易平台上集中采购，由县级疾病预防控制机构向疫苗生产企业采购后供应给本行政区域的接种单位，进一步规范了二类疫苗的集中采购模式。

2017年国务院发布了《国务院办公厅关于进一步加强疫苗流通和预防接种管理工作的意见》文件，要求各地区尽快将疫苗纳入省级公共资源交易平台，按照公开透明、竞争择优、公平交易的原则实行网上集中采购。省级疾病预防控制机构要汇总本地区第二类疫苗需求，在省级公共资源交易平台通过直接挂网、招标或谈判议价等方式，形成合理采购价格，由县级疾病预防控制机构向疫苗生产企业采购后供应本地区的接种单位。同时，省级疾病预防控制机构要根据本地区疾病监测信息和疾病预防控制需要，组织开展第二类疫苗的评价、遴选，提出第二类疫苗使用品目等。原国家食品药品监管总局也联合原国家卫生计生委发布了《食品药品监管总局国家卫生计生委关于进一步加强疫苗流通监管促进疫苗供应工作的通知》，进一步规范了疫苗的销售和采购行为，也加强了过渡期疫苗销购管理。

在二类疫苗集中采购方面，内蒙古、宁夏、甘肃、河北、湖北、陕西、山西、上海、江苏、四川、福建、广西目前共出台了18部地方文件，实施方案存在一些地区差异。江苏省提出了增补采购和备案采购：第二类疫苗省级集中采购完成后，新获得国家批准上市的第二类疫苗，可以申请增补采购；增补采购由疫苗生产企业向省卫生健康委提出书面申请，经批准后，参照上述采购流程进行增补采购；集中采购中未中标，但部分受种者因免疫程序等因素仍需接种该疫苗的，该疫苗生产企业可申请备案采购。福建省第二类疫苗采购主要是准入许可，采购周期原则上一年一次，如有特殊情况，可增加采购次数；中选的疫苗价格不得高于华东地区江苏、浙江、安徽、江西、山东5省及广东省的销售价格，并实行价格联动机制，如价格高于5省，可于5个工作日内审请调整，否则将取消挂网资格；县级疾控机构不再进行二次议价，预防接种单位根据目录遴选采购品种，每月下旬向所属县级疾控机构报送次月第二类疫苗的需求计划；福建省南安市2019年还发布了《南安市第二类疫苗采购实施方案的通知》，对年度福建省公共资源交易平台公布的第二类疫苗中选品种进行分类，详细地给出了第二类疫苗类别目录和二类疫苗遴选制度，同一类疫苗按"一用二备"原则，取采购管理小组成员投票数最多的品种作为主要采购品种，投票数第二、第三的作为候选品种，应急疫苗不常规采购，不作遴选。广西提出在疫苗短缺或发生公共卫生突发事件、传染病暴发疫情等急需开展应急接种等特殊情况下，可按国家和自治区有关规定采取紧急采购方式进行采购。宁夏提出对第二类疫苗实行统一招标、统一价格、统一配送（简称"三统一"）管理制度。上海市对第二类疫苗按照"集中招标、分别采购，招采合一、量价挂钩"的原则统一组织招标、采购和配送,也与宁夏一样提出"三统一";上海市不仅招标疫苗,还招标配送公司,规定全市招标一家疫苗配送企业负责各区疾控中心至接种单位的第二类疫苗配送。

3. 中国疫苗配送管理相关政策

1984 年,全国人大通过了《中华人民共和国药品管理法》,这是我国第一次制定疫苗相关的法律。我国的疫苗法律体系主要围绕《中华人民共和国药品管理法》建立,标志着我国疫苗监管工作进入法制化轨道。但是,《中华人民共和国药品管理法》属于纲领性法律文件,未对疫苗安全进行详细规定,仅在法律条文末尾对疫苗进行了授权性规定,规定了生产、销售、经营和使用环节的规范。

2000 年发布的《药品经营质量管理规范》,将疫苗归类为普通药品,其中第二章、第二十二条针对疫苗流通配送、管理进行了规定;第四十二条规定了疫苗流通记录、凭证的保存;第四十九条规定了疫苗的储存要求配备两个以上独立冷库。该条例于 2012 年、2015 年、2016 年进行了三次修订。该条例的出台,意味着我国疫苗相关法律进一步完善,疫苗的研发、生产、流通等得到进一步规范。

2005 年,根据之前发布的《中华人民共和国药品管理法》和《中华人民共和国传染病防治法》,国务院制定发布了《疫苗流通和预防接种管理条例》。我国疫苗流通环节第一次有了明确的法律依据。该条例详细规定了疫苗的目的、采购、流通、使用流程、责任主体、一类和二类疫苗的区别、保障措施、监督管理、法律责任,以及异常反应的处理,标志着我国疫苗监管体系正式建立。该条例出台前,国家并未允许疫苗生产企业或疫苗批发企业直接向下级疾控部门(如市/县级疾控部门)或接种单位直接出售疫苗,而是采取单条直线层层往下供应的模式。该条例出台以后,明确规定了二类疫苗的招采形式,既可以由省/市疾控部门等上级疾控部门根据区县级疾控部门的需求,向疫苗批发企业订货后层层下发,也可以由区县疾控部门直接向企业订货,并供应给接种点。2016 年 4 月,该条例进行修订后,取消了疫苗批发环节,由疫苗生产商直接面对各级疾控部门,原先在生产企业与终端客户之间做中转站的疫苗批发公司彻底消失;二类疫苗的采购渠道得以统一,主要在省级公共资源平台上进行,县级疾控单位在平台上进行采购,由疫苗生产企业自行配送至县级疾控单位。此外,该条例要求疫苗的运输全程保持冷链,并符合国家规定的药物冷藏运输的要求。与此同时,其他一些与疫苗冷链运输息息相关的国家文件也不断出现,如《药品流通监督管理办法》《药品冷链物流技术与管理规范》等。2016年前后,《关于加快推进重要产品追溯体系建设的意见》等一系列针对疫苗冷链的国家文件相继发布,进一步规范了冷链的要求。

2006年,《疫苗储存和运输管理规范(2006年版)》发布,以配合《疫苗流通和预防接种管理条例》的贯彻实施。《疫苗储存和运输管理规范(2006年版)》要求:疾病预防控制机构、疫苗生产企业、疫苗批发企业应具有从事疫苗管理的专业技术人员,接种单位应有专(兼)职人员负责疫苗管理;疾病预防控制机构、接种单位、疫苗生产企业、疫苗批发企业应配备保证疫苗质量的储存、运输设施设备,建立疫苗储存、运输管理制度,做好疫苗的储存、运输工作。2016年山东疫苗事件将民众和国家对疫苗及冷链的关注推向了高潮。2017年,《疫苗储存和运输管理规范》进行了修订,形成了《疫苗储存和运输管理规范(2017年版)》,进一步对冷链运输、储存系统提出了详细要求,新增了各级单位应当配备的冷藏设施,各级机构的设备管理维护要求、评估要求,储存、运输机构的温度检测详细要求(包括温度范围、检查次数、运输时间限制、签收要求等),并附上了规范的记录表,进一步完善了疫苗运输、存储规范。《疫苗储存和运输管理规范(2017年版)》第十三条明确提出,对于冷链运输时间长、需要配送至偏远地区的疫苗,需要加贴疫苗温度控制标签。这一系列措施客观上推动了疫苗流通过程中冷链的发展。

此外,通过搜索地方人民政府、卫健委、财政部、原食药监局、发改委官网,共发现地方疫苗相关法律法规和政策文件41部(个)。其中,最早发布的地方性专项疫苗相关法律法规和政策文件可以追溯到1998年;37部法律法规和政策文件发布于2016年及以后;共有14部法律法规和政策文件针对二类疫苗的价格管理、采购管理、运输管理及接种管理,均发布于2016年及以后。可见,自2016年以来,二类疫苗相关法律法规和政策文件正在逐步修订、施行。从地区来看,共有8部来自华北地区,11部来自华东地区,7部来自华南地区,3部来自华中地区,7部来自西南地区,5部来自西北地区。其中,发布疫苗相关法律法规和政策文件较多的省(市)分别是上海(5部)、广西(4部)和内蒙古(4部),山东、安徽、西藏、青海、新疆等地未检索到疫苗相关法律法规和政策文件。

4.《中华人民共和国疫苗管理法》发布

虽然我国在免疫规划、疫苗生产、监管体系建设方面成绩斐然,但是疫苗质量事件的一再发生,让民众对于疫苗质量的信赖降至冰点,也对国家疫苗安全监管能力提出了质疑。为此,2018年,国家食品药品监督局发布《中华人民共和国疫苗管理法(征求意见稿)》并公开征求意见。2019年6月29日,十三届全国人大常委会第十一次会议表决通过了《中华人民共和国疫苗管理法》,并于2019年12月1日起实施,明确了国家对疫苗实行最严格的管理制度,坚持安全第一、风险管理、全程管控、科学监管、社会共治。

该法共十一章,主要对疫苗研制和注册、疫苗生产和批签发、疫苗流通、预防接种、异常反应监测与补偿、疫苗上市后管理、保障措施、监督管理和法律责任,按全生命周期管理的要求,进行了全面而系统的规定。

该法规定,国务院有关部门在各自职责范围内负责与疫苗有关的监督管理工作,且国家实行疫苗全程电子追溯制度。同时,该法明确了国家对境内疫苗的研制、生产、流通、预防接种全过程进行监管。在疫苗研制管理方面,国家制定相关研制规划,安排必要资金,鼓励新型疫苗研制和技术创新,并对开展疫苗临床试验和疫苗上市作出了严格的管理规定。

生产和批签发方面,国家对疫苗生产实行严格准入制度。从事疫苗生产活动应当经省级以上人民政府药品监督管理部门批准,取得药品生产许可证,并具备相应条件。同时明确,疫苗上市许可持有人应当具备相应的能力及要求,生产全过程应符合药品生产质量管理规范,并实行疫苗批签发制度。

流通与配送管控方面,明确国家免疫规划疫苗由国家组织集中招标或统一谈判,形成并公布中标价格或者成交价格,各省区市实行统一采购;国家免疫规划外的其他免疫规划疫苗,由各省区市实行统一招标采购。非免疫规划疫苗由各省区市通过省级公共资源交易平台组织招标采购。疫苗应由疫苗上市许可持有人直接向疾控机构供应,再由疾控机构按规定向接种单位供应。疫苗配送应符合冷链储存和运输要求,保证疫苗质量。同时,也对疫苗销售、接收流程及接种单位建立定期检查制度,作了相关规定。

预防接种方面,该法落实了国务院卫生健康主管部门、各级疾病预防控制机构、接种单位和医疗卫生人员的职责。明确国家对儿童实行预防接种证制度,相关机构应在儿童入托、入学时,查验预防接种证。县级以上地方人民政府卫生健康主管部门可于报备后,在本行政区域进行群体性预防接种,需要采取应急接种措施的,应依照法律和行政法规的规定执行。

强调加强国家预防接种异常反应监测。接种单位、医疗机构等发现疑似预防接种异常反应,应按规定向疾病预防控制机构报告,同时国家实行预防接种异常反应补偿制度。接种免疫规划疫苗和非免疫规划疫苗所需的补偿费用,分别由省区市人民政府财政部门和相关疫苗上市许可持有人安排和承担,明确对补偿范围实行目录管理。

关于疫苗上市后管理,规定疫苗上市许可持有人应当建立健全疫苗全生命周期质量管理体系,制定和开展上市后风险管理计划和研究,确保疫苗的安全性、有效性和质量可控性。通过质量跟踪分析,不断提升疫苗的质量控制标准和生产工艺水平。建立疫苗质量回顾分析和风险报告制度,将每年的疫苗生产流通、上市后研究、风险管理等情况报告国家药品监督管理部门。

该法对疫苗相关的保障和监管措施也作了明确规定。县级以上人民政府保障疫苗相关经费,由省区市人民政府确定预防接种相关的项目,保证免疫规划制度和项目的实施。国家免疫规划疫苗需求信息由国务院卫生健康主管部门提供给疫苗上市许可持有人,由后者合理安排生产。明确国家将疫苗纳入战略物资储备,并实行疫苗责任强制保险制度,着力构建完善的保障机制。

监管方面,该法强化了各环节监管措施,由药品监督管理部门依法对疫苗研制、生产、储存、运输,以及预防接种中的疫苗质量进行监督检查。卫生健康主管部门依法对免疫规划制度的实施、预防接种活动进行监督检查;同时,国家建设两级药品检查员队伍,进一步加强对疫苗的监管。药品监督管理部门应对存在安全隐患的疫苗质量管理或(疑似)存在问题的疫苗采取相应措施,并强调建立信息公开制度,建立疫苗质量、预防接种等信息共享机制,实行疫苗安全信息统一公布制度,全面加强疫苗的监管。

此外,该法还设立了严格的法律责任制度。相关违法行为构成犯罪的,依法追究刑事责任。对包括生产销售假劣疫苗、违反疫苗储存运输管理规范要求及申请疫苗注册提供虚假数据等各类违法行为,设置了远高于一般药品的处罚措施,确保人民群众的健康权益。同时,严格法律责任,处罚到人,对违法单位的法定代表人、主要负责人、直接负责的主管人员和关键岗位,以及其他责任人员,给予严厉的资格罚、财产罚和自由罚[1]。因疫苗质量问题造成受种者损害的,疫苗上市许可持有人应当依法承担赔偿责任。

《中华人民共和国疫苗管理法》对疫苗实施全过程、全环节、全方位的严管,突出疫苗的战略性和公益性,兼顾安全、发展和创新,有助于全面改善我国的药品和疫苗监管体系,对加强疫苗管理,保证疫苗质量和供应,规范预防接种,促进疫苗行业发展,保障公众健康和维护公共卫生安全,具有重要意义。

二、中国港澳台地区疫苗管理相关规定

我国香港、澳门特别行政区没有独立的疫苗管理法律法规,其疫苗均属于药物,药物相关的法律法规同样适用于疫苗。

香港特别行政区法律由《香港特别行政区基本法》(简称《基本法》,是香港有关药品管理立法的根本)和《香港法例》两部分组成。香港没有独立的《药品管理法》,与药品管理有关的法律法规分布于《香港法例》的各章及其附属法例中,这些法律法规由香港食物及卫生局(香港 12 个决策局之一)监管执行[2,3]。其中,与疫苗市场准入、招标采购、配送及管理相关的法律法规主要有三项:《药剂业及毒药条例(香港法例第 138 章)》《药剂业及毒药规例(香港法例附属法例A)》和《物料供应及采购规例》。截至目前,香港尚未提出疫苗贮存的监管条例。

与香港特别行政区一样,澳门特别行政区也没有独立的《药品管理法》,与此相关的法规文件主要包括第 59/90/M 号法令、技术性指导第 2/00 号、第 09/SS/2012 号及进口疫苗的预先许可申请公告[4,5]。澳门特别行政区现行的采购法规主要有三个:1984 年 12 月 15 日颁布的第 122/84/M 号法令、1985 年 7 月6 日颁布的第 63/85/M 号法令和 1999 年 11 月 8 日颁布的第 74/99/M 号法令。澳门特别行政区的疫苗配送管理方面的文件,只有澳门卫生局发布的 3 则公告。

我国台湾地区也有与疫苗市场准入、招标采购、配送管理的相关规定,无专门的疫苗管理规定。

本章主要参考文献:

[1] 蒲晓磊.中国首部疫苗管理法:用最严制度维护人民身体健康[J].公民与法(综合版),2019(07):10 - 12.

[2] 深圳市食品药品监督管理局.香港食品药品法律体系[N].中国医药报,2016 - 02 - 22.

[3] 凤凰网评论部."去香港打疫苗"的信任从何而来[J].法律与生活,2016(8):43.

[4] 刘天峰.香港公立医院药品采购模式给我国医改的启示:2012 年中国药学会药事管理专业委员会年会暨"十二五"医药科学发展学术研讨会,中国北京,2012[C].

[5] 徐伟,杨爽,李梦姣.我国澳门地区医疗服务价格管理机制研究[J].中国药房,2016,27(04):449 - 451.

第三章
中国疫苗招标、采购、
配送管理现况

一、中国疫苗服务人口及其健康状况

1. 疫苗服务人口状况

1.1　各省区市服务人口总数

各省区市的常住人口,即为疫苗的服务对象,常住人口总数直接决定疫苗的需求总量,是疫苗需求量估计的最基础数据。本次调查数据显示:除兵团外,2017 年常住人口最多的省区市为广东(11 350 万人),最少为西藏(337 万人)。具体各省数据见附录图 3 - 1 - 1。

1.2　各省区市服务人口流动

不同地区间的人口流动会对各省区市疫苗服务的开展带来较大影响,一方面关系到疫苗的接种率,另一方面也会对疫苗需求量的估计造成困难。流动人口较多的地区,疫苗服务压力也会相应增加。

根据本次调查数据,各省区市的人口流动情况存在较大差异。人口流入较多的省区市包括广东(1 765 万人)、上海、北京、浙江、天津,最多的为广东;人口流出较多的省区市包括河南(1 294 万人)、贵州、四川、安徽、广西。具体数据见附录图 3 - 1 - 2。

1.3　各省区市服务重点人群构成

从疫苗服务的人群构成来看,出生人口、0～6 岁儿童及 60 岁以上老人是目前疫苗服务的重点人群。该群体的人口构成状况直接关系到疫苗服务的种类、数量和质量。重点人群构成越高的地区,疫苗服务的挑战性越大。

从出生人口/常住人口比例来看,内蒙古最低(0.74%),山东最高(1.75%);从0～6岁儿童/常住人口比例来看,吉林最低(5.06%),新疆最高(10.99%);从60岁以上老人/常住人口比例来看,西藏最低(6.07%),安徽最高(23.94%);综合来看,西藏的重点人群占比最低,重庆最高。具体数据见附录图3-1-3、图3-1-4、图3-1-5和图3-1-6。

1.4　各省区市服务人口密度

各地疫苗服务,不仅与人口数量和构成相关,与人口密度的关系也很密切。尤其是疫苗的配送服务,人口密度较小的地区,疫苗的配送难度增加,配送成本也相应提高。当然,疫苗的配送难度和成本还与当地的交通状况有关。

根据各省区市报告的2017年常住人口数及官方公布的面积估计人口密度,全国各地人口密度差异巨大:最小的为西藏(3人/平方千米),其次为青海(8人/平方千米),第三为新疆(15人/平方千米);密度最大的为上海(3 839人/平方千米),其次为天津(1 378人/平方千米),第三为北京(1 292人/平方千米);差距达到千倍以上。具体各省数据见附录图3-1-7。

2. 疫苗服务人口健康状况

人均期望寿命、婴儿死亡率及5岁以下儿童死亡率是一个地区人群健康状况的核心指标,也是一个地区社会经济发展状况的综合指标。疫苗接种服务可有效保护人群的健康和生命安全,是预防控制传染病最有效手段之一,疫苗接种服务水平往往也与社会经济发展水平呈正相关关系。

三个核心健康指标在我国各省区市间差异较大。其中,人均期望寿命西藏最低(68.2岁),上海最高(83.4岁),差距达15岁;婴儿死亡率,西藏最高(9.68‰),北京最低(2.3‰),有4倍之差;5岁以下儿童死亡率,西藏最高(12.78‰),内蒙古最低(1‰)。具体各省数据见附录图3-1-8、图3-1-9和图3-1-10。

二、中国疫苗招标、采购、配送管理情况

1. 疫苗招标和采购情况

1.1　国家免疫规划疫苗招标和采购

1.1.1　国家统一招标情况

全国已由2018年开始,以19个省作为试点(包括本次定性调研中的福建

省、青海省），采取由国家进行统一招标后，由各个省级疾控与中标企业签订合同，进行国家免疫规划疫苗采购的模式。

本次调查数据显示，2018 年，31 个省区市和兵团中，有 14 个已委托国家集中招标国家免疫规划疫苗，其余 18 个尚未委托，未委托的主要原因为：国家集中招标时间比较晚，较多省区市已完成当年的招标。这些省区市也表示，2019年开始委托国家集中招标。具体各省区市国家免疫规划疫苗招标情况见表 3－2－1。

表 3－2－1　2018 年各省区市国家免疫规划疫苗委托国家集中采购情况

地区	已委托省区市数	未委托省区市数	未 委 托 原 因
东部	4	7	河北、辽宁、上海、天津：该年度采购计划和程序已在国家要求委托前完成 北京、广东、江苏：未说明原因
中部	5	3	湖南：2019 年开始委托 山西：国家要求委托前已完成采购 吉林：未说明原因
西部	5	8	贵州、广西：2019 年开始委托 内蒙古、宁夏、云南：因国家集中采购时间较晚，已完成采购 陕西：因省级采购环节更少，效率更高而未委托国家集中采购 西藏：因区财政厅未同意 新疆：未说明原因

此次定性访谈反映，国家统一招标普遍受到试点省区市的欢迎，但相关省区市专家建议，由中央财政支持各省的免疫规划疫苗费用，可以考虑直接拨付给疫苗生产企业，以减少管理环节，提高采购效率。

1.1.2 省级统一招采情况

本次定性调查反映，调研省区市的国家免疫规划疫苗招标目前主要由省级疾控或省卫健委自主进行，但会根据其自身情况略有不同：有些省区市由省级疾控直接进行招标，有些则会委托符合资质的招标公司代为进行。

部分省区市的疫苗服务管理者在访谈中进一步提到，省级疾控或省卫健委招标时，由于原有的疫苗招标规范及地方财政部门要求，国家免疫规划疫苗通常采用公开招标，但是经常发生应标单位较少或不满足招标要求，造成反复流标、废标，导致免疫规划疫苗的招标过程延长，极大地耗费了省级疾控及应标单位的精力和资源;同时,有部分省区市反映,由于国家免疫规划疫苗的应标单位少,处于卖方市场,故各省级机构的议价能力弱,也不利于免疫规划疫苗的招采。

实际上,从国家相关政策规定来看,国家免疫规划疫苗可以进行单一来源或竞价采购,提示上述相关省区市提到的问题可能是由于相关省区市有关部门对疫苗招采政策规范的理解存在一定偏差,管理比较简单,没有意识到疫苗的特殊性。另外,随着2019年国家统一招标采购逐步覆盖全国,部分省区市反馈的上述问题将得以解决。

1.2 非国家免疫规划疫苗招标和采购

1.2.1 参与招采的省级各部门职责存在差异

本次调查数据显示,2018年,除兵团外,31个省区市均实行了非国家免疫规划疫苗省级统一招标采购,多是利用省级公共资源交易平台进行,由省卫健委制定采购实施方案、省疾控组建疫苗遴选专家库、专家组制定采购目录,以协助省级公共资源交易平台完成采购,省食药监部门进行企业资质的审核,而后区县疾控根据各自权限在公共平台进行具体采购工作;也有省区市委托招标企业进行。具体各省区市情况如表3-2-2。

表3-2-2 2018年各省区市非国家免疫规划疫苗省级统一招采情况

地区	省级统一	省级未统一	统一招采的形式
东部	11	0	省级公共资源或药品交易平台(4):河北、广东、天津、辽宁 省疾控中心(2):山东、福建 招标公司(2):北京、上海 未说明(3):江苏、浙江、海南
中部	8	0	省级公共资源或药品交易平台(7):黑龙江、吉林、湖北、湖南、安徽、山西、江西 未说明(1):河南
西部	12	1	省级公共资源或药品交易平台(7):广西、青海、云南、四川、宁夏、重庆、新疆 招标公司(2):陕西、西藏 未说明(3):贵州、内蒙古、甘肃

可获得的资料显示,在非国家免疫规划疫苗的省级统一招采过程中,各省区市、各部门的职责差异较大,反映出该类疫苗招采尚缺乏规范管理,管理亟待优化。具体如下:

（1）省级政府采购或药品交易中心：组织相关企业报名工作、企业资质审定、产品资质审定及产品价格信息采集（广东、四川）；负责组织非国家免疫规划疫苗价格谈判工作及采购平台的运行、维护（山西）；组织政府采购（浙江、重庆、福建）；通过平台公布非国家免疫规划疫苗集中采购入围品种及价格目录（新疆）。

（2）省级卫生行政部门：下发招采实施方案（吉林、福建）；监督（辽宁、湖南）；组织领导采购工作（湖南、安徽、青海）；负责全省非国家免疫规划疫苗集中采购方案审核、集中采购实施与供应的监督管理工作（山西）；负责审核非国家免疫规划疫苗集中采购品种及相关信息（新疆）。

（3）省级疾控中心：组织采购（陕西、西藏）；负责进行生产企业（经销商）资质审核，对疫苗资质、价格等进行专家审核与专家议价（吉林、辽宁、湖北、湖南、安徽、贵州、青海、四川）；组织专家制定非国家免疫规划疫苗省级集中采购目录（江苏、河北、天津、海南、湖北、江西、湖南、安徽、山西、贵州、青海、云南、新疆生产建设兵团）；委托招标公司进行招标（福建）；招标办落实已批复的采购方式，确保采购过程依法依规有序进行（河南）；处理生产企业的申诉、投诉，做好非国家免疫规划疫苗集中采购供应情况的监测、统计和分析工作（湖北）。

（4）省医药采购监督管理办公室：监督集中采购和交易工作（安徽）。

（5）省食药监局：审核企业资质（青海）。

1.2.2　疫苗首次遴选省级部门职责亟待有效落实

本次定性访谈中反映，非国家免疫规划疫苗通常由省级机构组织疫苗的首次遴选，形成该省的非国家免疫规划疫苗推荐目录，让符合资质的疫苗进入省公共资源交易平台。进入省公共资源交易平台的疫苗种类很多，实际多由区县级疾控根据需求组织二次遴选，进一步缩小非国家免疫规划疫苗的种类，但也有极少数未进行二次遴选，直接由区县级疾控进行采购。

省级机构进行非国家免疫规划疫苗遴选时一般有两个原则：一是对疫苗企业的资质要求，符合资质要求的企业即可进入省公共资源交易平台，但这些疫苗种类的目录往往是各省相互参考所得。实际上，非国家免疫规划疫苗的省级首次遴选并未能有效缩减疫苗种类和品规，造成此目录疫苗种类和品规过多。二是与其他相关省区市比较，要求疫苗价格是相关省市中的最低价，否则不予纳入目录。由于各地多有此类要求，因此疫苗企业一般会将区域疫苗价格统一。与此相一致，定量调查中，大多省区市报告采用最低价格的定价方式。但这种定价方式可能不符合疫苗服务本身的特征。正如本次定性访谈中,包括疫苗服务管理者和生产企业管理者均有提及,疫苗的招标和采购需要从更多的维度综合评价,如疫苗既往供应情况,疫苗的质量,疫苗企业的配送能力、服务质量,等等。

本次调查数据也显示,关于非国家免疫规划疫苗生产企业的选择标准,大多数省区市采用了主动选择,但通过中标企业数/可投标企业数的数据来看,大多数省区市两者的数量相等,仅 5/27 省的可投标企业数量大于中标企业数。这进一步反映出,多数省级部门并未对进入该省推荐目录中的疫苗进行严格遴选,导致进入省公共资源交易平台的疫苗种类很多,与定性访谈的结果一致。各省区市相关详细情况见表 3‐2‐3。

表 3‐2‐3 2018 年各区市非国家免疫规划疫苗可投标和中标企业情况

地区	可投标企业数与中标企业数
东部	可投标企业数>中标企业数:2 个(浙江、上海) 可投标企业数=中标企业数:4 个(广东、山东、天津、福建) 情况不明:5 个(江苏、河北、北京、辽宁、海南)
中部	可投标企业数=中标企业数:5 个(黑龙江、吉林、湖北、江西、河南) 情况不明:3 个(安徽、湖南、山西)
西部	可投标企业数>中标企业数:3 个(贵州、陕西、宁夏) 可投标企业数=中标企业数:4 个(广西、四川、云南、西藏) 可投标企业数<中标企业数:1 个(内蒙古) 情况不明:5 个(青海、新疆、甘肃、重庆、兵团)

1.2.3 区县级疾控疫苗采购的协调和遴选专业能力有限

从本次区县级疫苗服务管理者的访谈中进一步了解到,目前非国家免疫规划疫苗遴选和购买的实际主体是区县级疾控,由此带来两个问题。第一个问题是,区县级疾控对非国家免疫规划疫苗的协调能力较弱,采购量通常比较少,组织协调能力较弱,疫苗采购往往受到疫苗企业限制。访谈中反映,非国家免疫规划疫苗市场供需很不平衡,甚至出现疫苗企业为了销售 B 疫苗,要求所有购买其 A 疫苗的相关机构必须同比例地采购其 B 疫苗,但是相关机构往往并不需要 B 疫苗。另一个问题是,区县级疾控对非国家免疫规划疫苗的遴选专业性不足。区县级机构的定性访谈反映,其对于非国家免疫规划疫苗的认识更多是基于自身以往经验,且普遍对其自身专业能力有所担忧,担心自身不能有效筛选出质量良好的疫苗种类。因此,建议非国家免疫规划类疫苗的招标遴选由专业机构在省级层面上实现,实际上这也是国家相关政策法规的要求。

2. 疫苗配送情况

2.1　国家免疫规划疫苗配送

如表 3-2-4 所示,国家免疫规划疫苗在北京、上海和天津完全由第三方配送至接种点;吉林、黑龙江、广东、湖南的大多数接种点由疾控配送,只有小部分接种点由第三方进行配送;剩余省区市,都是由疾控配送到疫苗接种点。西藏地区所有疫苗均由疫苗企业委托第三方配送至林芝、昌都、阿里地区疾控,之后由下级疾控前往上级疾控领取,最后由接种单位前往当地疾控领取。绝大多数省区市的市、区、县疾控中心都是 100% 承担国家免疫规划疫苗的配送任务。由此可见,国家免疫规划疫苗完全交由第三方配送仅在三个直辖市实现,这可能受到地理和经济等各方面影响。各省区市接种单位配送的详细情况见附录表 3-2-1 和表 3-2-2。

表 3-2-4　2018 年各省国家免疫规划疫苗接种单位的配送机构分布情况

地区	配送机构	省　区　市
东部	全部由疾控配送 全部由第三方企业配送 疾控和第三方企业分别承担 情况不明	5 个(海南、福建、山东、河北、辽宁) 3 个(上海、天津、北京) 1 个(广东,82.2%疾控配送) 2 个(江苏、浙江)
中部	全部由疾控配送 疾控和第三方企业分别承担	5 个(河南、山西、安徽、江西、湖北) 3 个(黑龙江 94.9%疾控配送;吉林 86.2%疾控配送;湖南 95.4%疾控配送)
西部	全部由疾控配送 情况不明 其他	11 个(贵州、云南、四川、重庆、陕西、内蒙古、宁夏、青海、甘肃、兵团、新疆) 1 个(广西) 1 个(西藏)

上述结果与访谈结果较为一致,包括福建、吉林、青海、河南等大部分省区市的国家免疫规划疫苗均使用疾控机构逐级运送的模式,即由疫苗生产企业冷链配送至省级疾控,再由省级疾控冷链配送至市疾控,而后逐级配送至区县疾控,再至接种点;但也有部分地区是由接种点人员使用冷链箱、冷链包等保温工具,到区县疾控领取疫苗;青海省一些牧民地区居民因居住较

为分散,疫苗是由村医用冷链包等设备到乡镇接种点取苗后,去居民家进行接种。此次调查的项目地区上海市,采用的是委托第三方物流公司进行所有疫苗配送的模式,主要原因是上海市地域面积较小、交通便利,第三方配送是较为经济的模式。

2.2 非国家免疫规划疫苗的配送

如表3-2-5所示,大多数省区市的非国家免疫规划疫苗的配送模式与免疫规划疫苗类似。北京、上海和天津完全由第三方配送至接种点;吉林、黑龙江、云南、湖南、湖北、安徽、山西的大多数接种点是由疾控配送,只有很小部分接种点是由第三方运输企业进行配送;西藏所有疫苗均是由企业委托第三方配送至林芝、昌都、阿里地区疾控,之后由下级疾控前往上级疾控领取,最后由接种单位前往疾控机构领取;新疆是由疫苗生产企业配送到接种点;剩余省区市都是由疾控配送至疫苗接种点。定性访谈结果与定量数据结果相似。各省区市接种单位的配送详细情况见附录表3-2-3和表3-2-4。

表3-2-5　2018年各省非国家免疫规划疫苗接种单位的配送机构分布情况

地区	配 送 机 构	省 区 市
东部	全部由疾控配送	4个(海南、福建、山东、河北)
	全部由第三方企业配送	3个(上海、天津、北京)
	情况不明	4个(广东、江苏、浙江、辽宁)
中部	全部由疾控配送	1个(河南)
	疾控和第三方企业分别承担	6个(黑龙江,92.5%疾控配送;吉林,86.2%疾控配送;山西,97.5%疾控配送;安徽,98.1%疾控配送;湖北,95.1%疾控配送;湖南,95.4%疾控配送)
	情况不明	1个(江西)
西部	全部由疾控配送	7个(贵州、四川、重庆、陕西、宁夏、青海、兵团)
	疾控、生产企业和第三方企业分别承担	1个(云南。98.3%疾控配送)
	全部由生产企业配送	1个(新疆)
	情况不明	3个(广西、内蒙古、甘肃)
	其他	1个(西藏)

各省承担非国家免疫规划疫苗配送任务的机构情况与国家免疫规划疫苗配送机构情况类似,除个别省区市(如黑龙江、兵团)外,其他省区市85%以上的

市、区、县疾控都参与非免疫规划疫苗的配送任务;与国家免疫规划疫苗相比,参与非国家免疫规划疫苗配送任务的市区县疾控机构数略少。

2.3 配送冷链车配置

如表3-2-6所示,我国东中西部不同地区均有一些省区市的区县疾控冷链车配置小于1辆/家,进一步与各省疫苗接种单位的配送机构分布数据比较发现,即使省内所有疫苗的配送均由疾控机构内部完成,也有部分省区市冷链车配置小于1辆/家,如河北、河南、安徽、湖北、新疆、甘肃等。由此可见,冷链车配置目前可能存在一定程度的不足,一方面可能是目前很多省区市依然在使用疫苗运输车;另一方面,如相关省区市访谈中提到,疫苗冷链车采购手续繁琐、周期过长,这也可能是造成冷链车配置不足的原因之一。各省区市相关详细情况见附录表3-2-5。

表3-2-6 2018年各省区市疫苗接种单位配送机构分布与冷链车配置

地区	区县级冷链车数量/ 区县级疾控数量(辆/家)	省 区 市
东部	>1	1个(江苏)
	=1	2个(福建、山东)
	<1	3个(广东、河北、浙江)
	=0	3个(上海、天津、北京)
	情况不明	2个(辽宁、海南)
中部	>1	2个(山西、江西)
	<1	5个(黑龙江、吉林、河南、安徽、湖北)
	情况不明	1个(湖南)
西部	>1	4个(贵州、云南、四川、陕西)
	=1	3个(重庆、青海、宁夏)
	<1	4个(广西、甘肃、新疆、西藏)
	=0	1个(兵团)
	情况不明	1个(内蒙古)

进一步分析发现,东中西部均有部分省区市村级接种门诊占所有接种机构的比例较大,尤其是中西部地区,如黑龙江、贵州、云南、宁夏、青海、甘肃和新疆的村级接种门诊数占比均超过70%。结合前述的定性访谈结果,村级接种门诊多是由村医利用冷藏包到乡镇卫生院领取疫苗然后进行接种,冷藏包在疫苗的运输过程中超温风险相对较高,这可能对疫苗的安全性和有效性造成一定影响,尤其是村级接种门诊较多的省区市更须重视该问题。各省区市相关详细情况见

附录表 3－2－6。

2.4　配送过程中的温控状况

根据本次项目省的定性调查结果,疫苗在冷链运输过程中,各级机构均能够按照规范要求进行疫苗的温度控制,以保障疫苗安全有效。

各省级疾控在接收国家免疫规划疫苗时,会针对冷链车上疫苗的温度、疫苗的有效期、运输资质、批签发单等进行核对;在逐级配送至区县级疾控时,接收人员会对冷链车上的温度接收单、疫苗运输单、批签发单等进行核对,如果不符合要求,则不会接收。

由区县级疾控配送到接种点过程中,部分地区使用冷链车统一配送,配送温度监控要求和各级冷链配送要求相同;部分地区由接种点到区县级疾控领取疫苗,主要使用冷链包配备温度计来进行温度保障,冷链包配送会附带冷链记录表,记录疫苗相关名称、有效期限、起运时间、到达时间、运输过程中定时记录的温度,核对完成后,进行签收。

同时,各省访谈结果显示,各地区的温控设备配置存在较大差异:有些地区疫苗运输过程中的温控仍采用纸质记录方式,而一些发达地区已完全采用网络系统进行实时监控。

此外,较多访谈对象还提到:有些地区温控管理较为严格,只要温控系统显示温度有超过 2～8℃的情况,则不接收该批疫苗;而有些地区则规定,若超出 2～8℃范围的时间较短,则不进行报废销毁处理。对此,建议相关部门尽快出台疫苗冷链温度管理的具体规定,以进一步加强和优化疫苗管理。

2.5　配送过程中的疫苗仓储状况

本次调查数据显示,各省区市拥有的疫苗仓储中心数量不等,基本都以疾控内部仓储为主,少数省区市有外部仓储中心,包括海南、上海、天津、北京、湖南、贵州、四川和重庆。不同省区市仓储的新技术应用存在较大差别,31 个省区市和兵团中,有 18 个省区市已采用新技术仓储,主要是温控相关的监测系统,应用年份有所差别,最早的省区市在 2011 年已经开始应用。各省区市相关详细情况见附录表 3－2－7。

本次定性访谈也反映,不同省区市的仓储配置存在差异,大部分省区市县级及以上疾控中心都有冷库,并有自动温度监控系统;接种点大多数使用冰箱进行冷藏,但部分地区接种点存在使用普通家用冰箱而非医用冰箱存储疫苗的问题,提示基层的疫苗仓储设备应该持续改进。

所有地区都表示,每天会对储藏的疫苗进行温度监控、出库入库登记和有效期的检查;部分地区有专职的疫苗管理人员进行温度查看、信息核对;部分地区表示,从省级疾控中心至接种点全程都使用自动的温度采集系统,可以进行 24 小时温度监控,一旦有问题,会通过 APP、微信、短信等渠道进行实时报警通知,相关人员会立即前往并进行相应的处理。

三、中国疫苗相关服务资源情况

1. 省级疾控人力资源情况

从全国不同省区市免疫规划专业技术人力资源方面来看,各省疾控免疫规划科在岗人员(除后勤管理人员外),基本为免疫规划技术人员,其在省疾控中心技术人员中所占的比例有所差异,基本在 10% 以下(2.99%～10.59%),全国平均水平为 6.57%。其中,东部 11 个省区市平均水平为 5.84%,中部 8 个省区市的平均水平为 7.17%,西部 13 个省区市平均水平为 7.13%。尽管中部地区的比例最高,东部地区比例最低,但从绝对水平而言,中部地区为 3 个地区最低(总计拥有 107 位免疫规划技术人员),而东部地区为 3 个地区最高(拥有 195 位免疫规划技术人员)。

就全国各省疾控免疫规划科(所)内部技术人员构成来看,超过 2/3 的人员具有高级职称,这一比例为 66.67%～90.00%。同时,70% 以上的人员具有本科及以上学历。其中,免疫规划科内部技术人员的学历水平,东、中、西三个地区差别不明显。高级职称的比例,中部地区的平均水平高于东、西部地区,为86.92%,西部地区平均水平为 3 个地区最低,为 71.91%。

按各省区市 0～6 岁常住儿童数量来看,每 10 万 0～6 岁儿童对应的省级疾控中心免疫规划技术人员为 0.14～5.26 人,全国平均每 10 万 0～6 岁儿童对应0.55 位省级疾控中心免疫规划技术人员,其中,东部地区平均每 10 万 0～6 岁儿童对应 0.51 人,中部地区平均每 10 万 0～6 岁儿童对应 0.45 人,西部地区平均水平最高,为每 10 万 0～6 岁儿童对应 0.69 人,即西部＞东部＞中部。不同省区市之间的免疫规划人力差异较大,以西部地区为例,西藏为 5.26 人/10 万儿童,而四川仅为 0.26/10 万儿童。具体情况见表 3-3-1 和表 3-3-2,详细数据见附录表 3-3-1 和表 3-3-2。

表3-3-1　全国东中西部省级疾控免疫规划科人力资源整体概况

地区	免疫规划科总在岗数（人）	免疫规划科卫生技术人员数（人）	免疫规划科管理人员数（人）	免疫规划科后勤人员数（人）	全中心卫生技术人员总数（人）	免疫规划科技术人员比例	免疫规划科后勤及管理人员比例	免疫规划科技术人员占全中心技术人员比例	2017年常住0～6岁儿童数（10万人）	免疫规划科技术人员人数/常住0～6岁儿童数（1/10万人）
全国	521	501	84	11.7	7 624	96.16%	18.37%	6.57%	904.15	0.55
东部	198	195	11	1.7	3 340	98.48%	6.41%	5.84%	382.94	0.51
中部	112	107	20	7	1 493	95.54%	24.11%	7.17%	235.18	0.45
西部	211	199	53	3	2 791	94.31%	26.54%	7.13%	286.03	0.70
P值	0.111	0.087	0.238	0.173	0.034	0.386	0.032	0.507	0.094	0.174

表3-3-2　全国东中西部省级疾控中心免疫规划科技术人员具体情况比较

地区	免疫规划科卫生技术人员总数（人）	高职（人）	中职（人）	初职（人）	研究生学历人数（人）	本科学历人数（人）	免疫规划科技术人员高级职称比例	本科及以上比例
全国	480	177	199	107	278	184	78.33%	96.25%
东部	195	86	69	38	134	55	79.49%	96.92%
中部	107	37	56	17	59	39	86.92%	91.59%
西部	178	54	74	52	85	90	71.91%	98.31%
P值	0.087	0.057	0.734	0.042	0.115	0.033	0.086	0.480

　　如表3-3-3所示,各省级疾控人员中,参与疫苗采购、冷链、出入库管理的人员分布各有不同。部分省区市的疫苗采购职能全部交给免疫规划科,如黑龙江、河南、陕西、湖北、贵州、宁夏、青海、西藏、安徽、辽宁和兵团。另有部分省区市疫苗的采购人员并未设在免疫规划科,如江苏、浙江、四川和重庆。其余省区市多由免疫规划科人员与中心其他专员共同承担采购工作,如江西、山东、上海、广西、云南和福建。此外,部分省级疾控不参与疫苗采购环节,如吉林、河北、天津和北京。

表 3－3－3　全国东中西部省级疾控疫苗采配及冷链管理人员具体比较（人）

地区	中心负责疫苗采购人员数[a]	免疫科后勤人员中负责疫苗采购人员数	中心负责疫苗冷链管理人员数	免疫科负责疫苗冷链管理人员数	中心疫苗出入库管理人员数	免疫科疫苗出入库管理人员数
东部	15.0	3.7	13.7	5.5	7.7	1.0
中部	7.5	7.5	9.7	8.2	10.1	10.1
西部	13.3	11.6	32.2	19.2	32.0	15.6
P 值	0.609	0.250	0.224	0.325	0.131	0.011

　　a：由于可能存在一人身兼数职，根据其投入相应工作的时间进行加权，如一人有 40% 的工作时间投入冷链的管理，则记录 0.4。

　　就冷链管理及出入库管理而言，部分省区市的上述职能全部由免疫规划科承担，如兵团、黑龙江、湖北、吉林、贵州、上海、宁夏、青海、辽宁、重庆、西藏和山西；部分省区市由疾控内部专人负责，如河南、浙江、陕西、四川和福建，或者由疾控内部专员与免疫规划科共同承担，包括江西、江苏、山东、广西、云南和安徽。另有部分省区市的省级疾控不参与冷链管理，包括河北、天津和北京。而在河北、上海、天津、北京和辽宁，省级疾控也不参与疫苗的出入库管理工作。具体数据详见附录表 3－3－3。

　　综上，我们可以发现，在疫苗采购职能上，东部地区的省区市更倾向于交由疾控中心的专员进行采购；中部地区的省区市选择全权交由免疫规划科内部自行采购；西部地区与中部地区情况类似，以交由免疫规划科内部自行采购为主，少数省区市选择由中心其他专员和免疫规划科共同承担。

　　在疫苗的冷链管理及入库管理上，东部地区由疾控中心专员及免疫规划科内部共同承担，但以中心专员为主；中部地区主要由免疫规划科内部负责冷链以及入库的管理；西部地区情况与中部地区相似，除部分省区市以中心负责为主外，其余省区市基本由免疫规划科内部承担。

2. 各省免疫规划信息系统情况

　　如表 3－3－4，除冷链车、冷库等硬件外，在收集到数据的省区市中，除兵团、浙江、河北、上海、四川外，其他省、市、县疾控均不同程度建立了统一的免疫规划信息系统，以实现管理职能。其中，广东省的信息系统可收集各市的数据，而各市的信息系统各有不同。

表 3‑3‑4　全国各省区市免疫规划信息系统情况

省区市	省、市、县三级配置统一的 免疫规划信息系统	信息系统的主要信息模块
广东[a]	市级统一，省平台收集各市数据	仅收集预防接种记录
江苏	是	招标、采购、配送、管理
山东	是	采购、配送、管理
天津	是	配送、管理
北京	是	北京市免疫规划信息
福建	是	管理
辽宁	是	管理、儿童个案管理
黑龙江	是	儿童个案管理、出入库、疫苗全程可追溯、产院
湖北	是	管理、接种信息
吉林	是	采购、管理
江西	是	管理、预防接种信息
河南	是	管理
湖南	是	管理、接种信息
安徽	是	疫苗接种个案数据库及接种数据管理
山西	是	管理
贵州	是	招标、采购、配送、管理
陕西	是	管理、预防接种信息
广西	是	管理
宁夏	是	配送、管理
青海	是	管理
云南	是	免疫接种管理
甘肃	是	采购、配送、管理
西藏	是	管理、接种信息

（续表）

省区市	省、市、县三级配置统一的免疫规划信息系统	信息系统的主要信息模块
重庆[b]	是	其他
新疆	是	管理
浙江	否	—
河北	否	—
上海	否	—
四川	否	—
兵团	否	—
海南[c]	—	—
内蒙古[c]	—	—

a：广东省信息系统具体为市级统一，各市系统不同，省里配置省平台收集各市数据；

b：重庆市信息系统已经无法满足实际需求；

c：海南、内蒙古两省数据缺失。

已建立的免疫规划信息系统多数运行良好，但仍有个别省区市的访谈对象认为，当前的系统无法满足实际需求。在已建信息系统的省区市，系统的主要模块用于免疫规划的管理工作。广东、湖北、江西、陕西、云南、北京、湖南、安徽、辽宁和新疆的信息系统对预防接种记录的信息进行了收集；吉林、贵州、江苏、山东和甘肃在信息系统内建立了采购模块；贵州、江苏、山东、天津、宁夏和甘肃的信息系统还建立了疫苗配送模块。

四、全国各省区市疫苗接种服务量

1. 各省区市国家免疫规划疫苗接种率分析

全国国家免疫规划疫苗接种率普遍较高，不同疫苗接种率在东中西部略有不同。乙肝首剂接种率，东部＞中部＞西部；乙肝其余剂次、脊髓灰质炎、脑炎疫苗等接种率，东部＞西部＞中部；甲肝疫苗接种率，西部＞中部＞东部。具体见图 3-4-1～图 3-4-5，相关省区市具体接种数据详见附录表 3-4-1、图 3-4-1。

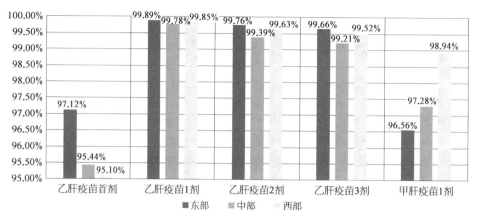

图 3-4-1 2018 年全国东中西部肝炎疫苗接种率

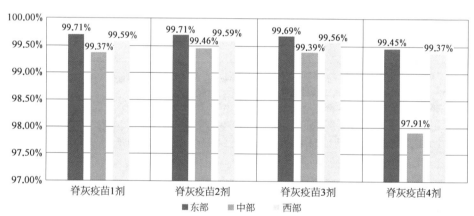

图 3-4-2 2018 年全国东中西部脊灰疫苗接种率

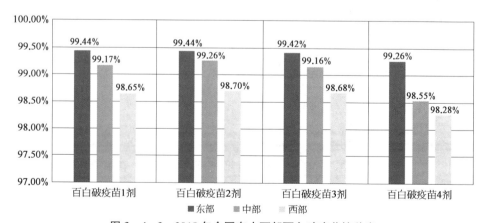

图 3-4-3 2018 年全国东中西部百白破疫苗接种率

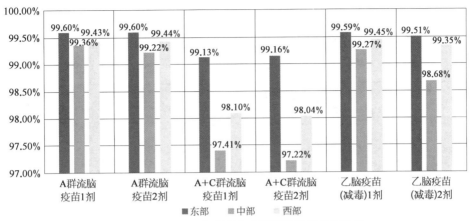

图 3-4-4　2018 年全国东中西部脑炎疫苗接种率

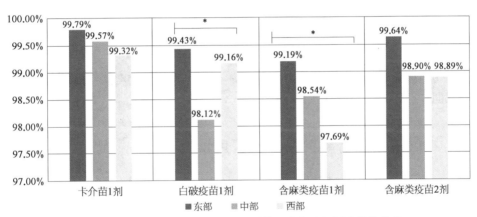

图 3-4-5　2018 年全国东中西部其他国家免疫规划疫苗接种率

注：* P<0.05。

2. 各省区市非国家免疫规划疫苗接种情况

从东、中、西部地区非国家免疫规划疫苗接种量来看，常住人口较多的省区市，此类疫苗的配送量较大，如山东省（10 005.8 万常住人口，1 586.8 万支）、河南省（9 559 万人，1 862.9 万支），详细数据见附录表 3-4-2、图 3-4-2。具体配送量可能还受其他因素影响，如相较湖南省，河南省拥有更多的常住人口，但疫苗的配送量反而较少。如表 3-4-1 所示，全国各省区市每万人的非国家免疫规划疫苗配送量为 0.03 万～0.35 万支；中部地区的水平较高，平均每万人配送 0.21 万支；东西部地区的平均水平相差不大。人口数量会影响非免疫规划疫苗的配送,但两者并非线性关系,还可能受其他因素的影响。鉴于现有东、中部省区市的数据较西部地区较少,可能的原因有待进一步分析。

表 3-4-1   全国东中西部非国家免疫规划疫苗配送量及其常住人口比较

地区	2017 年平均常住人口数(万人)	疫苗平均配送量(万支)	疫苗配送量/常住人口数(万支/万人)
东部	4 587.2	549.9	0.12
中部	6 588.9	1 377.1	0.21
西部	3 539.8	439.6	0.12

本次调查数据显示,接种量居前五位的非国家免疫规划疫苗分别是:人用狂犬病疫苗、水痘疫苗、EV71 手足口病疫苗、乙肝疫苗、流感疫苗(图 3-4-6~图 3-4-9)。不同非免疫规划疫苗接种量,均以东部最高,中西部相当,体现了不同地区相关疫苗服务量的差异。就各省区市数据来看,上述主要非国家免疫规划疫苗的接种量,湖南、河南、山东三省较高,但上述配送模式及比例在各省区市之间存在较大差异(详见附录图 3-4-3~图 3-4-7)。

五、中国疫苗服务相关管理及费用情况

1. 疫苗供应不充分情况

被调查的 31 个省区市和兵团中,除上海市外,其他省区市均表示在 2018 年出现过疫苗供应不充分、不及时的现象。如表 3-5-1 所示,报告出现供应不及时问题的苗种从 1 种(浙江)到 5 种(黑龙江)不等。其中,麻风疫苗在国内供应不及时的问题较为严重,多达 24 个省区市报告了该问题。与定性访谈结果相似,各类疫苗供应不充分的情况在各级机构时有发生。

供应不及时的疫苗按上报省区市个数排列,前 5 位依次为:麻风(24/32)、百白破(17/32)、A+C(13/32)、甲肝(12/32)、卡介苗(7/32)。

供应不充分的疫苗种类在东、中、西部差异较大。其中,麻风疫苗在全国范围内出现供应不充足的情况较为频繁;在西部省区市中,百白破、甲肝、卡介疫苗出现供应不充足的频次较高,而这 3 种疫苗在东、中部地区出现供应不充足的情况较为罕见;A+C 疫苗则相反,在东、中部地区出现供应不足的频次较高,西部地区是报告供应不足情况最少的区域;中部地区各类疫苗的供应一直处于较紧

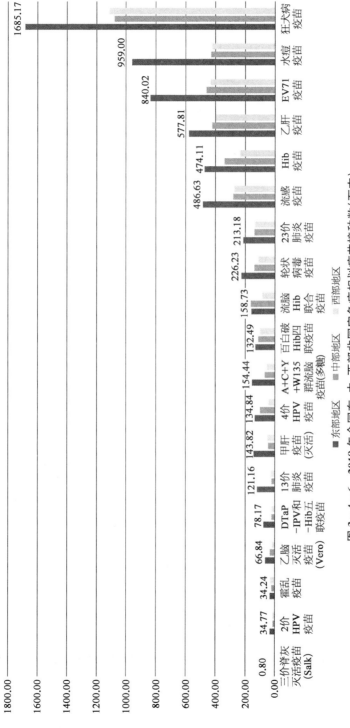

图 3－4－6　2018 年全国东、中、西部非国家免疫规划疫苗接种数（万支）

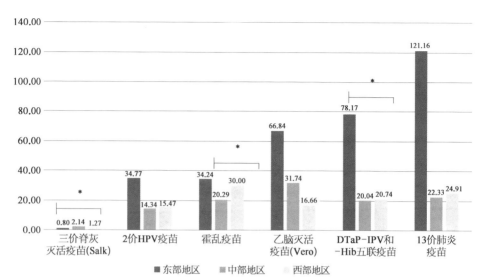

图 3-4-7　2018 年全国东、中、西部非国家免疫规划疫苗接种数
（较低接种数，全国总量＜200 万支）（万支）

注：＊P＜0.05。

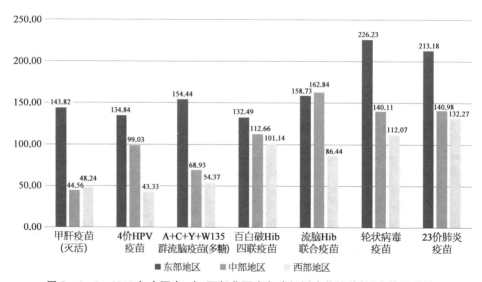

图 3-4-8　2018 年全国东、中、西部非国家免疫规划疫苗接种数（中等接种数，
200 万支＜全国总量＜1 000 万支）（万支）

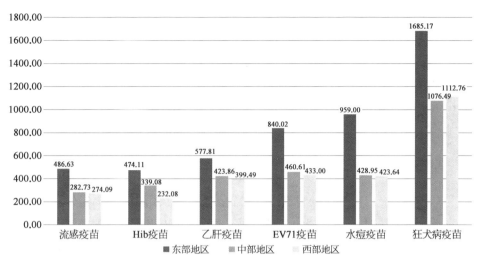

图 3-4-9　2018 年全国东、中、西部非国家免疫规划疫苗接种数(较高接种数,全国总量＞1 000 万支)(万支)

表 3-5-1　2018 年供应不充分疫苗的分布及平均供应延迟天数

供应不充分的疫苗种类	上报疫苗供应有问题的省区市个数	省 区 市	各地区上报个数(东/中/西部)	平均延迟天数(±标准差)*
麻风	24	山东、浙江、天津、北京、福建、海南、辽宁、吉林、江西、河南、湖南、山西、兵团、贵州、陕西、广西、内蒙古、宁夏、青海、四川、云南、甘肃、重庆、西藏	7/5/12	131.8±108.4
百白破	17	广东、江苏、山东、河北、海南、辽宁、黑龙江、江西、河南、湖南、山西、贵州、陕西、广西、四川、云南、甘肃	6/5/6	157.9±119.6
A+C	13	广东、江苏、河北、福建、辽宁、黑龙江、湖北、江西、湖南、山西、广西、宁夏、甘肃	5/5/3	147.6±90.5
甲肝	12	山东、河北、辽宁、黑龙江、吉林、江西、安徽、宁夏、青海、四川、云南、兵团	3/4/5	125.0±114.7
卡介苗	7	黑龙江、湖北、陕西、广西、内蒙古、宁夏、甘肃	0/2/5	90.0±64.8

*将该值有缺失的省市排除后得出的平均延迟天数;将报告全年缺货的疫苗种类归类为延迟 365 天纳入计算。

缺的状态。

同时,供应不及时疫苗的延迟天数普遍较长,平均延迟至少90天,接近一个季度。本次调查发现,报告的延迟原因主要是疫苗生产企业自身的某种原因,如车间改造、调整生产线等造成产能不足;也有省区市反映,疫苗的部分供应问题是由于标准提高或厂家诚信问题等导致批签发周期长造成;少数省区市表示,由于某些疫苗的有效期较短,大量进货有过期风险,因而出现供应不足的现象。

2. 疫苗配送及时情况

由表3-5-2可见,参加调查的31个省区市和兵团中,18个报告并未出现配送不及时的情况;9个数据缺失;5个报告2018年出现过疫苗配送不及时的情况,分别是贵州、四川、重庆、山西及辽宁,包含3个西部省区市。其中,贵州报告腮腺炎和水痘疫苗配送不及时,自报的原因是"长春长生疫苗事件"导致疫苗批签发程序周期过长,以致配送延误;四川报告五联苗和13价肺炎疫苗出现配送延误,主要原因是这两类疫苗均为进口疫苗,受国外生产企业产能、海关通关等情况影响,与国产疫苗相比,其流通流程长、可控性较差、对市场需求敏感性低;重庆情况与四川类似,配送延迟的疫苗分别是五联苗和HPV疫苗,同样是因为进口疫苗缺货而导致配送延迟。此部分数据与定性访谈结果略有出入,报告的配送不及时情况可能被低估。

表3-5-2　2018年各省区市报告的疫苗配送及时情况

类　别	省　区　市	个　数
配送及时	广东、黑龙江、湖北、吉林、江西、河南、山东、陕西、上海、广西、青海、云南、湖南、西藏、安徽、海南、北京、兵团	18
有报告配送不及时的情况	贵州、四川、重庆、山西、辽宁	5
数据缺失	江苏、浙江、河北、天津、内蒙古、宁夏、福建、甘肃、新疆	9

3. 非国家免疫规划疫苗退出机制设置现状

由表3-5-3可见,有6个省区市未报告其是否设置非国家免疫规划疫苗的退出机制,其余26个省区市均报告了非免疫规划疫苗生产厂商退出机制设置现状,其中13个省区市报告设置了非免疫规划疫苗退出机制。半数被调查的省区市没有设置非国家免疫规划疫苗生产厂商退出机制。在报告设置非免疫规划疫苗退出机制的省区市中,有12个报告了其2018年存在非免疫规划疫苗生产厂商退出的情况,其中有6个省区市报告2018年没有厂家被勒令退出,有5个省区市报告2018年有1个厂家被勒令退出,青海省则报告2018年有2个厂家被勒令退出,详见表3-5-4。报告厂家退出的具体原因未注明,但据定性访谈结果推测,是由于长春长生集团发生疫苗负性事件,使该厂家被勒令退出。

表3-5-3　2018年非国家免疫规划疫苗退出机制设置现状

类　别	省　区　市	个　数
设置了非免疫规划疫苗退出机制	黑龙江、江西、贵州、河南、上海、天津、广西、青海、四川、云南、湖南、山西、辽宁	13
未设置非免疫规划疫苗退出机制	广东、湖北、吉林、山东、浙江、陕西、宁夏、北京、重庆、西藏、安徽、海南、兵团	13
数据缺失	江苏、河北、内蒙古、福建、甘肃、新疆	6

表3-5-4　2018年非国家免疫规划疫苗厂家退出情况

数　目	省　区　市	个　数
0	贵州、河南、天津、广西、湖南、辽宁	6
1	黑龙江、江西、上海、四川、山西	5
2	青海	1
未报告	云南	1

4. 2018年应急疫苗采购情况

由表3-5-5可见,除江苏、内蒙古及新疆未报告其应急疫苗采购情况外,共29个省区市报告了其应急疫苗采购情况,其中,10个省区市2018年开展过应急疫苗的采购,另外19个省区市报告其未开展应急疫苗的采购。对比开展和未开展应急疫苗采购的地区可发现,西部地区更容易出现应急疫苗采购情况,这从一个侧面反映出,相比其他两个地区,西部地区的疫苗预测能力和管理情况有更大的提升空间。当然,一般而言,应急采购疫苗往往与当地出现较大规模疫情有关,这也提示西部地区疫苗可预防疾病的负担可能相对比较重,从而导致预测和管理难度较大。

表 3-5-5　2018 年全国应急疫苗采购情况

类　别	省　区　市	总数	东部	中部	西部
开展应急疫苗采购	湖北、贵州、河北、上海、青海、四川、云南、西藏、海南、山西	10	3	2	5
未开展应急疫苗采购	广东、黑龙江、吉林、江西、河南、山东、浙江、陕西、天津、广西、宁夏、北京、福建、湖南、甘肃、重庆、安徽、辽宁、兵团	19	7	6	6
数据缺失	江苏、内蒙古、新疆	3	1	0	2

对各省区市开展应急采购的疫苗类型、数目和到位时间进行分析(表 3-5-6),除云南、河北、西藏和海南需要应急采购的疫苗为国家免疫规划疫苗外,其余省区市报告需要应急采购的疫苗均为非国家免疫规划疫苗;从疫苗的平均到位时间分析,除云南所需的麻风疫苗及河北所需的 A+C 疫苗(国家免疫规划疫苗)到位时间在 10 天以内外,其余疫苗的平均到位时间均在 10 天以上,最长的为 20 天,多为非国家免疫规划疫苗。这提示非免疫规划疫苗的应急采购到位时间较长,需要采取积极的措施加以应对。

表 3-5-6　2018 年应急疫苗采购种类、所属省区市及到位时间

类　别	省　区　市	平均到位时间(天)
麻风疫苗	云南	4
A+C 疫苗	河北	<10
麻腮风疫苗	西藏、海南	12
出血热疫苗	湖北、山西	12.5
狂犬疫苗	河北、四川	12.5
水痘疫苗	贵州、上海	15
炭疽疫苗	青海	/
腮腺炎疫苗	四川、山西	13.5
乙肝疫苗	西藏	10

5. 疫苗相关费用情况

5.1　2014—2018 年免疫规划疫苗相关费用

本次调查收集了各省区市 2014—2018 年的免疫规划疫苗相关的中央、省、

市、县级单位拨款情况,由于新疆生产建设兵团的数据无法处理至与其他省区市数据可比,因此本部分的描述分析将剔除其数据;湖南、海南、辽宁、新疆的数据缺失,同样不纳入本部分分析。

各省区市拨款来源情况概括如表3－5－7。需要说明的是,本次调查的经费分类为中央拨款数、省级拨款数、市级拨款数及县级拨款数;而我国的免疫规划包括国家免疫规划、省级免疫规划和应急或群体预防接种,省级免疫规划是部分省区市在国家免疫规划外自主添加的免疫规划内容,并不代表中央对免疫规划的拨款不足。在调查到的省区市中,免疫规划疫苗相关费用完全来源于中央拨款的有14个,多为西部省区市;除中央拨款外,省级单位有免疫规划疫苗经费拨款的有11个,多为东部省区市;东部的福建及中部的山西,其经费来源不仅仅局限于中央及省级拨款,其市、县级单位均对免疫规划经费有所贡献。即中部和东部地区的大部分省区市在国家免疫规划的基础上,会拨出经费,增加省级免疫规划内容;而西部的省区市则没有投入经费完善自身的省级免疫规划内容。可见,西部省区市对免疫规划疫苗相关经费的支持程度仍有待提高。

表3－5－7　2014—2018年各省区市免疫规划疫苗拨款来源概况

拨款类别	省　区　市	省区市数(总/东/中/西)
完全来自中央	黑龙江、吉林、山东、浙江、河北、广西、内蒙古、宁夏、四川、云南、甘肃、重庆、西藏、安徽	14/3/3/8
中央和省级	广东、湖北、江西、贵州、河南、江苏、陕西、上海、天津、青海、北京	11/5/3/3
中央和省市县	福建、山西	2/1/1/0

由于各省区市人口水平有极大差异,无法直接对各省区市的免疫规划疫苗相关经费进行比较,因此,笔者从《中国统计年鉴》中引入了各省区市0～14岁的估计人口数,得出各省区市的免疫规划疫苗相关的人均拨款情况,使数据具有可比性,最终结果见附录表3－5－1。

由附录表3－5－1可见,2014—2018年被调查省区市的平均人均拨款分别为12.81元、11.55元、15.73元、17.4元和20.46元。对各省区市2014—2018年的平均人均拨款情况进行排序,在纳入分析的省区市里,人均拨款情况最高的5个省区市,前3位均是东部省市,而人均拨款情况最少的省区市,除河北外,其余4个均为西部省区市,说明西部地区的相关经费投入情况相对较低,东部地区相对较高。进一步按东中西部分层分析人均拨款情况(如表3-5-8),2014—2018年各地区每年人均拨款情况,一直是东部地区明显高于中西部地区,中西部地区人均费用未达全国平均水平。可见,中西部地区对免疫规划疫苗相关经费投入情况有待进一步加强。

表3-5-8 2014—2018年东中西部地区免疫规划疫苗人均费用比较(元/人)

地区	2014年	2015年	2016年	2017年	2018年	平均
东部	19.5($\pm$16.64)	15.63($\pm$19.09)	18.39($\pm$7.77)	21.5($\pm$10.78)	25.96($\pm$12.60)	20.2
中部	10.5($\pm$2.55)	9.8($\pm$2.48)	13.99($\pm$2.04)	14.95($\pm$2.30)	15.11($\pm$3.49)	12.87
西部	8.69($\pm$2.67)	9.05($\pm$2.71)	14.8($\pm$4.63)	15.14($\pm$4.53)	18.73($\pm$4.45)	13.28
P值	0.078	0.084	0.264	0.125	0.049	0.013
全国	13.02($\pm$11.02)	11.6($\pm$6.90)	15.9($\pm$5.72)	17.38($\pm$7.58)	20.46($\pm$9.09)	15.67

5.2 2018年各地区非免疫规划疫苗相关费用分析

与完整、详细的免疫规划疫苗相关费用数据相比,非免疫规划疫苗费用数据有较多缺失,仅有12个省区市能被纳入分析,这可能是由于非免疫规划疫苗的招采筹资来源较免疫规划疫苗复杂,从而难以统计。如表3-5-9所示,东、中、西部各有4个省区市被纳入本次分析。

表3-5-9 2018年纳入非免疫规划疫苗相关费用分析的省区市

地 区	省 区 市	个 数
东部	广东、山东、北京、福建	4
中部	黑龙江、湖北、吉林、河南、	4
西部	新疆、陕西、广西、云南	4

与免疫规划疫苗的相关费用分析类似,由于省区市间人口差距悬殊,且非免疫规划疫苗的使用人口理论上覆盖全人群,因此引入本次调研中各省区市提供的2017年常住人口数,用于估计其非免疫规划疫苗的人均费用情况。如附录表3-5-2所示,东部地区非免疫规划疫苗人均费用总体排名比中西部地区高。

由表3-5-10可见,东部地区非免疫规划疫苗人均费用是西部地区的2倍多,是中部地区的3倍多;而与免疫规划疫苗相关人均费用不同的是,非免疫规划疫苗人均费用为中部地区最低,人均不到10元。

表 3－5－10　**2018 年非免疫规划疫苗人均费用比较(元/人)**

地　区	人 均 平 均 消 费
东部	27.10($\pm$8.89)
中部	8.31($\pm$11.84)
西部	12.96($\pm$4.99)
P 值	0.040

第四章
中国疫苗招标、采购、
配送管理 SWOT 分析

一、中国疫苗招标、采购、配送管理的主要成绩与经验

1. 国家免疫规划疫苗已实施国家统一招标，疫苗供应得到了更好保障

国家免疫规划疫苗招采在 2018 年前是由省级部门自主进行的。由于地方政府对国家政策的理解存在差异及地方政府部门的自身考虑，导致部分疫苗的招采周期过长，且免疫规划疫苗的应标机构少，省级部门议价能力弱。针对这些问题，国家已于 2018 年开始试点实施国家统一招标。2019 年 6 月 29 日颁布的《中华人民共和国疫苗管理法》也已经提出，国家免疫规划疫苗由国务院卫生健康主管部门会同国务院财政部门等组织集中招标或者统一谈判，形成并公布中标价格或者成交价格，各省、自治区、直辖市实行统一采购，有利于国家免疫规划疫苗供应得到更好的保障，但同时也会面临一些现实的挑战。

2. 非国家免疫规划疫苗基本实现了省级平台的统一招采

《中华人民共和国疫苗管理法》出台前，各省区市的非国家免疫规划疫苗已基本实现省级公共平台的招采，一般都会对疫苗企业进行资质审核。虽然省级筛选的有效性值得商榷，但招标采购的全过程都在公共平台上进行，有利于疫苗招采的监督管理，在一定程度上规范了机构的招采行为，保证了疫苗的质量安全。今后，可以进一步强化落实省级相关专业机构的疫苗管理"守门人"作用。

3. 目前疫苗配送体系构建已基本完善,疫苗供应得到基本保证

我国国家免疫规划疫苗由国家免费提供,各省配送主要采用疾控内部配送体系,包括疾控内部设置的疫苗仓储中心。配送体系建设以政府投入为主,经过这些年的发展建设,配送体系构建已基本完善,各仓储中心已于 2016 年起逐步推广温度监控系统,国家免疫规划疫苗的供应得到基本保证。同时,在非国家免疫规划疫苗的配送中,疾控内部配送体系仍发挥着重要作用。前面的分析已显示,全国免疫规划疫苗配送量,68.54% 由疾控承担;非免疫规划疫苗配送量,46.16% 由疾控承担。

由上述分析可见,2018 年我国有 5 个省区市报告出现过配送不及时的情况,报告的配送延迟原因主要是批签发周期长、进口疫苗流通流程长等与配送方无关的供应问题。从中国山区占地广阔、基础建设难度大、陆路运输困难的角度来看,可以认为疫苗的配送情况良好。袁平等人在 2015 年利用世界卫生组织有效疫苗管理方法(Effective Vaccine Management,EVM)对国内 4 个省试点进行的疫苗评估分析结果显示,国内疫苗运输及接收水平符合世界卫生组织(WHO)的要求,这也是中国疫苗运输配送水平达到良好的有力佐证。

4. 我国政府系列政策为疫苗配送体系的发展提供了制度保障

我国对疫苗冷链物流的重视从未停止。2005 年颁布了《疫苗流通和预防接种管理条例》,而后版本不断更迭,目前已更新至 2016 年版。除《疫苗流通和预防接种管理条例》外,其他一些与疫苗冷链运输息息相关的国家文件也不断出现,如《药品流通监督管理办法》《药品冷链物流技术与管理规范》等。2016 年前后,《关于加快推进重要产品追溯体系建设的意见》等一系列针对疫苗冷链的国家文件相继发布,为疫苗冷链物流提供了制度保障。2019 年 6 月颁布的《中华人民共和国疫苗管理法》,将制度保障进一步提升到了法制层面。

5. 高素质的省级免疫规划人力队伍为疫苗服务管理提供了有力技术保障

如前面所述,全国各省区市疾控免疫规划科有超过 2/3 的卫生技术人员具有高级职称,比例高者可达 90%;70% 以上的人员具有本科及以上学历,且东、中、西部人员学历水平差别不明显。可见,各省区市都拥有一支高素质的省级免疫规划人力队伍,这为疫苗的服务管理提供了非常有力的技术保障,特别是在非

国家免疫规划疫苗遴选工作中,应该可以发挥更重要的作用。

6. 疫苗需求管理整体把控较为准确

本次调查发现,大多数省区市在 2018 年期间并未出现过应急疫苗的采购情况;出现应急采购的苗种,绝大多数是由市民自主购买的、需求波动较大的非国家免疫规划疫苗。这提示国内大多数省区市在对疫苗需求管理的预测上较为准确,能相对有效地预测疫苗需求,从而更好地把控疫苗的购入,避免疫苗存储过多无法消耗,造成疫苗浪费的情况。这是中国疫苗管理上的一大亮点。

7. 应急疫苗的采购响应迅速

即使预测再准确,也总有意料之外的情况发生,使疫苗的存量无法有效满足现实需求,这十分考验疫苗供应系统对于应急疫苗的响应速度。总体上,中国的应急疫苗采购速度取得了值得夸赞的成绩,中国的应急疫苗采购从采购到疫苗到位的时间,大多数不超过半个月,极为迅速,有效地保障了居民健康。

8. 我国对于疫苗的相关投入总体不断上升

综合已有的数据可以发现,我国对疫苗的投入不断提高,处于上升态势;除 2015 年有一次明显回落外,总体在不断上升。尤其是对于西部地区的国家免疫规划疫苗的投入,从 2015 年的人均 9 元提升至 2016 年的人均 14.24 元,上升幅度近 60%,尽管与东、中部地区相比仍然有一定差距,但已接近中部地区的投入水平,体现了我国居民免疫规划保障的进步,以及党和政府对公众健康的重视。

二、中国疫苗招标、采购、配送管理的主要问题

1. 非国家免疫规划疫苗招采中省级部门职责履行呈现缺位状态

本次定性和定量调查资料均显示,在非国家免疫规划疫苗的遴选上,省级部门的职责履行呈现缺位状态,遴选缺乏有效性,导致进入公共交易平台的疫苗种类过多。同时,多数省区市价格谈判主要采用最低价格的简单定价方式,最低价格成为筛选的主要标准,如此会造成筛选标准过于单一,长此以往并不利于非免疫规划疫苗市场的健康发展。对此,本次也有被访者提出,疫苗的招标和采购需要考虑采用疫苗质量、配送、服务等多维的评价标准。同时,需要考虑到基于疫

苗生产和物流成本的合理定价,正如《疫苗法》中提到的,疫苗的价格水平、差价率、利润率应当保持在合理幅度。

非国家免疫规划疫苗招采中省级部门的缺位,使得区县级疾控部门成为非免疫规划疫苗的实际筛选和采购主体。作为基层疾控机构,区县级疾控实际组织协调和疫苗评价的专业能力均有限,在筛选疫苗过程中往往"力不从心",这些最终都会影响相关疫苗的供应和接种工作。与此同时,在非国家免疫规划疫苗的管理中,市级疾控中心缺位的现象更为严重。

2. 目前疾控内部配送体系的设备配置存在较大的地区差异

由于目前非国家免疫规划疫苗的招采实际主体为区县级疾控,疫苗企业往往直接承担多个县级疾控的配送服务,故配送服务较为分散,配送成本增加,尤其在偏远地区,该问题更加突出。不同地区的冷链车、仓储设备、温控系统等都存在较大差异,疫苗的安全性、有效性难以保证。

同时,因非国家免疫规划疫苗接种服务的激励力度有限,居民对非免疫规划疫苗的认知还未完全到位,目前非免疫规划疫苗的需求还未真正释放。相信随着健康中国建设的不断深入和居民健康意识的不断提高,居民对非国家免疫规划疫苗的需求将不断提升,日后将会对不同地区预防接种点的设置、地理位置、覆盖人群等方面产生较大影响,当前较为分散的招采定价、配送模式必将面临巨大挑战。因此,免疫接种对象的规模、分布,配送的便利性等,都需要在日后非国家免疫规划疫苗招采中予以考量。

此外,目前疾控内部配送体系是国家免疫规划疫苗配送服务的主要提供者,而多个省区市单纯从配送量来决定配送模式,未综合考虑所辖区域的人口特征、免疫接种门诊的设置,以及不同地区的社会经济特征等。特别是西部地区,由于地处偏远,预防接种点的设置偏少,且因本地疫苗企业缺失,难以购置足够的疫苗,在库存的把控上也更易出现问题,进而发生应急疫苗的采购。调查数据显示,西部地区的疫苗,政府资金投入普遍过低,未能达到平均水平,除中央财政的划拨资金外,多数西部省区市没有自身的投入。国家免疫规划疫苗具备公共产品属性,政府更应体现主体职责,加大相关经费投入,完善疫苗配送服务体系的建设,尤其是中西部地区的保障,以减少地区之间配送体系配置的不公平性。与此同时,应当更好地对省、市、县三级疾控中心在非国家免疫规划疫苗管理中的定位进行梳理和明确,优化各级疾控中心体系在人员、服务、设备方面的资源配置。

3. 对疫苗储运过程中出现的短暂温度异常缺乏统一的验收标准和操作规范

在疫苗的配送、储存过程中,当进行装卸、入库、取用疫苗等常规操作时,产生温度偏差的情况时有发生,冷链设备故障时也可能出现疫苗短暂暴露于控制温度范围外的情况。各地在采用冷链温度实时监测设备后会有所记录,对于此类短时间温度偏差的问题,虽然多数不影响疫苗质量,但由于我国尚未出台统一的温度验收标准和相关操作规范,对哪些属于不影响质量的偏差、哪些属于重大且影响质量的偏差,缺乏判断依据。如按现有的《疫苗运输和储存管理规范(2017年版)》规定,若在疫苗运输和储存过程中存在温度偏差,应填写《疫苗储存和运输温度异常情况记录表》,并向疫苗生产企业报告;生产企业应及时启动重大偏差或次要偏差处理流程,评估其对产品质量的潜在影响,这不仅会大大增加企业及有关单位的工作量,疫苗的损耗也可能无法及时避免。对此,2019年江苏省卫健委出台了相关规定,但是尚缺乏更有权威性的全国性规范文件。此外,相关标准的可操作性也需要予以考量。

4. 各省级疾控免疫规划人力资源配置存在差异,即使同处东、中或西部地区,各省区市之间的差异依然较大

本次只调查了省级机构免疫规划人力资源的配置情况,未对各省区市内不同市、县、区及乡镇的免疫规划人力进行考量,因此,以下问题的讨论仅限于省级机构内部的人力情况。

总体而言,免疫规划技术人员在各省级疾控部门技术人员中所占的比例为2.99%~10.59%,中部高于西部,东部最低。70%以上的免疫规划人员具有本科及以上学历,超过2/3的人员具有高级职称。全国平均每10万0~6岁儿童对应的省级疾控中心免疫规划技术人员为0.55人。总体而言,西部高于东部,中部最低;但即使同处东、中、西部,不同省区市之间的差异也较大,以西部地区为例,西藏为5.26人/10万儿童,而四川仅为0.26人/10万儿童。

5. 各级免疫规划工作人员相对短缺,工作积极性较低,流动性较大

随着国家免疫规划工作的不断扩大,各级疾控、基层免疫规划科室的工作量均有上升。同时,近年来疫苗负面事件频发,《疫苗法》出台后,免疫规划人员承担的压力和责任更加重大。相较薪酬来说,免疫规划科人员的工作负荷高,造成免疫规划队伍不稳定、人才流失等问题。本次定性访谈资料的分析也反映出几点问题:一是各地疾控机构在一定程度上均存在免疫规划人员不足,由其他科室人员兼职的现象;尽管疾控相对社区基层有编制保障,人员相对稳定,但是各级疾控人才流失的现象仍较明显,尤其是高级人才的流失较严重。二是相对于管理辖区人口数,社区基层接种门诊人员配比严重不足,基层免疫规划人员工作量大,且直接面对被接种人员,工作压力更大,但从薪酬方面来说,没有相应的绩效奖励,且大多为聘用制,没有编制保障,导致人员的工作积极性较低,流动性也相对较大。此外,国家对疫苗管理人员的要求是具有药师资质,但药师职称晋升较困难,收入也远低于市场水平,阻碍了相关专业人才的引进和流通。

6. 国内疫苗供应与储备不充分的情况时有发生,疫苗管理机制有待加强

在 32 个被调查的省级行政单位中,仅上海报告其未出现疫苗供应不充分的情况。出现供应不足的疫苗多为国家免疫规划疫苗,其中以麻风疫苗供应缺失情况最为常见,尤其在西部,所有西部地区的省级行政单位均报告过该类疫苗供应不充分的问题。不可忽视的是,疫苗在供应不充分的同时,也伴有延迟供应天数过长的问题。有分析指出,目前中国疫苗服务相关管理中,疫苗供应阶段的问题主要在于疫苗生产厂商对于产量调控的弹性不足,不能有效地应对市场变化。当然,这也与目前国家对于未按合同供应的疫苗生产企业制约机制不健全、无相应处罚措施有一定关系。政府管理方面需要着重关注疫苗批签发周期问题,减轻流程积压,从而加快疫苗的供应速度。此外,基层在非国家免疫规划疫苗的采购中存在一定程度的经费短缺、怕浪费等情况,也对相关疫苗在当地的"短缺"起到一定的作用。

7. 各省区市疫苗管理信息系统相差迥异,离出入库到接种的全程追溯管理有较大差距

在已收集到数据的省区市中,大部分省、市、县级疾控已不同程度建立了统一的免疫规划信息系统,但是大多只能实现预防接种的日常记录,无法实现对记录数据的分析,不能满足实际工作的需求,如在不同省区市之间,乃至省内不同地区间,无法识别个人的免疫接种记录。尤其在非国家免疫规划疫苗配送中,生产企业与第三方配送企业的参与增多,更对该信息系统的完善提出了挑战。各

省区市之间，乃至同省的不同市（县）之间的免疫规划信息系统之间的巨大差异，显然无法满足疫苗从出入库到接种的全程追溯管理。

在数据收集过程中也发现，部分省区市无法在调查期间提供疫苗服务相关资源的数据，包括疫苗存储、运输等所需的硬件设施，如冷库、冷链车，以及人力资源等，对所辖范围内各类疫苗的配送方式、不同方式的构成，也无法提供具体数据。即使是已经报送数据的相关省区市，填报的数据质量也存在一定问题，这对分析我国的免疫规划资源，疫苗招采、配送的模式及其相关因素，造成了一定限制。当然，这可能与相关机构内信息管理归属不同有一定关系。尽管部分省区市建立了预防接种相关的信息系统，收集了疫苗接种、服务等相关的数据，但是，信息部门相关人力和硬件资源不属于免疫规划科管辖，可能无法在短时间内获取相关资料。

此外，国家免疫规划疫苗与其他疫苗在管理上相对割裂，也对疫苗管理提出了挑战。部分省区市已对两类疫苗的配送和管理进行了整合，进行了有益尝试，可以对该探索举措的相关效果进行科学评价，以便为其他地区开展类似改革提供参考。

三、中国疫苗招标、采购、配送管理的发展机会

1.《中华人民共和国疫苗管理法》的发布，为优化我国疫苗招采和配送管理提供了法律保障

为加强疫苗管理、保证疫苗质量、规范预防接种、促进疫苗行业发展、保障公众健康和维护公共卫生安全，2019 年 6 月 29 日第十三届全国人民代表大会常务委员会第十一次会议通过了《中华人民共和国疫苗管理法》（简称《疫苗法》）。

《疫苗法》明确规定，国家免疫规划疫苗由国务院卫生健康主管部门会同国务院财政部门等组织集中招标或统一谈判，形成并公布成交价格，各省、自治区、直辖市实行统一采购。国家免疫规划疫苗以外的其他免疫规划疫苗、非免疫规划疫苗由各省、自治区、直辖市通过省级公共资源交易平台组织采购。

疫苗上市许可持有人应当按照采购合同约定，向疾病预防控制机构或者疾病预防控制机构指定的接种单位配送疫苗，也可以委托符合条件的疫苗配送单位配送疫苗。配送疫苗的机构应当具备疫苗冷链储存、运输条件。疾病预防控制机构配送非免疫规划疫苗可以收取储存、运输费用，具体办法由省、自治区、直

辖市制定。

《疫苗法》规定了疫苗接种后的异常反应监测和处理措施,确立了预防接种异常反应补偿制度,明确了异常反应补偿费用资金的来源。《疫苗法》对省级疾病预防控制机构、疫苗上市许可持有人、配送单位和接种单位在疫苗采购、冷链配送、接收、储存等一系列过程中的职责和义务都作了明确规定,对接种单位的条件和医务人员的责任也给予了明确要求。

《疫苗法》还对疫苗研制和注册、疫苗生产和批签发、疫苗上市后管理、保障措施、监督管理和法律责任等都进行了明确规定。疫苗法对我国疫苗全生命周期管理,对保障疫苗的安全性、有效性和质量可控性有重要指导作用,使各利益相关方有法可依。

2. 高科技和现代管理模式的发展,为优化疫苗冷链、储运和监管创造了新的机会

国际组织及各国的疫苗配送平台管理和创新配送方式对我国制定因时制宜、因地制宜的疫苗配送管理规范有很大的借鉴意义。近年来,国际组织积极与一些企业和非政府非营利组织进行人工智能系统开发方面的合作,致力于应用高科技提升疫苗冷链技术,推进疫苗管理系统的建立健全,从而节省人力、物力和财力资源,最大限度地确保疫苗的有效性和安全性。目前,我国在人工智能领域的发展成果令人瞩目。2019 年由我国腾讯公司作为投资者之一的 Zenysis 与GAVI 建立了新的战略合作,旨在利用大数据和人工智能改善全球儿童预防接种。这类战略合作也激励着我国的高科技公司和研发机构继续在全球范围内利用人工智能改善人群健康。

互联网和信息化的发展,对追踪了解疫苗的供应和质量信息,及时了解各地疫苗供需和调整供应,保障疫苗可及性、公平性有极大帮助;同时,信息化对保证疫苗接种安全性、有效性,提高管理效率,都有积极意义。此外,我国可借鉴英国"主动监测"的模式,采用开放的、由被接种者自主填报的方式,同时鼓励接种单位与被接种者主动沟通,引导家长认识预防接种有可能引发的不良反应。这样既提高了监测的灵敏度,也减轻了医务人员收集和整理数据的工作量。全球社交媒体和移动设备的出现,为改进疫苗安全的监测模式和沟通方式提供了机遇和挑战。全球各大疫苗监测体系,包括世界卫生组织,已经启动了重大举措,以进一步改善现状。如果这些举措得到充分实施与支持,未来可能会进一步改善疫苗监管状况。

现代物流业的发展,为高效、完备的冷链运输模式提供了机会,第三方冷链物流将是未来一大趋势。第三方医药冷链物流公司可以解决运输过程中温度把控的难题。同时,即使在疫苗种类多、数量少或发货地零散的情况下,物流公司也可以充分整合资源,采用多仓联动,以发挥其行业优势。

此外,疫苗招采可否借鉴药品招采模式,诸如鼓励网上交易、简化交易流程、使采购方和生产企业减少招采环节等工作,可以在今后积极探索。

3. 我国已建的免疫规划信息系统发挥了相应的信息收集等功能,为国家疫苗信息管理系统进一步的顶层设计和实施创造了机会

本次调查发现,大多数省、市、县疾控机构均不同程度建立了统一的免疫规划信息系统,但该系统主要用于免疫规划接种管理,大多只能实现预防接种的记录,而且在不同省区市间乃至省内不同地区,存在无法识别个人的免疫规划记录的情况,部分省区市相关系统虽然建有疫苗采购模块或配送模块,但存在老化、碎片化的问题。除上海的信息化已经较为完善,实现"五码联动",能做到全流程追溯外,大多数地区还无法达到疫苗管理全程信息化和全流程追溯。在访谈中了解到,国家目前正在开展免疫规划信息系统的需求调查,拟开发国家免疫规划信息平台。建议国家相关部门基于调查了解的不同需求,在相关省市疫苗管理信息化的积极探索及目前国家免疫规划信息系统良好运行的基础上,借助现代化的"互联网＋"技术,加快推进国家疫苗信息化管理系统建设,这无疑有助于快速提高我国疫苗管理水平和效率,加快实现国家免疫规划疫苗统一招采、配送及溯源管理,解决跨省市流动人口疫苗管理难题,提高人民群众对疫苗服务的满意度和获得感,也有利于将疫苗与其他公共卫生产品整合管理。

四、中国疫苗招标、采购、配送管理面临的挑战

1.《中华人民共和国疫苗管理法》的执行和完善

《中华人民共和国疫苗管理法》(简称《疫苗法》)为我国疫苗监管的相关规范、条例提供了法律基础和框架,但法律的执行需要全社会协同参与,形成长效的监管机制,提高法律的专题效力。一方面,在卫生行政、药品监督、流通管理方面,政府部门需要明确监管职责,强化监管能力;另一方面,民众也要积极参与,

在发现生产企业存在违规现象或接种后出现不良反应时,需要积极向有关部门反映。同时,政府应进一步完善疫苗不良反应监测和补偿制度,最大限度地避免"同命不同价"的现象。

《疫苗法》规定了免疫规划疫苗的国家统一招标方式,对疫苗需求量的精确测算、疫苗应急保障预案,以及疫苗企业供应的充分和及时性的国家保障机制提出了更高要求。另外,国家统一招标后,由各个省级部门与中标企业签订合同,进行免疫规划疫苗的采购,需要从国家层面设计相应机制,保证中标企业能真正履行各省的采购合同。对于非国家免疫规划疫苗,如何落实省级平台的评价遴选作用至关重要,以避免省级部门在招采过程中职责履行的缺位,使区县级相关部门成为采购实际主体,从而影响评价遴选能力,无法统筹多维的评价标准,而采用最低价格的定价方式,以致非国家免疫规划疫苗省级统一招采的低效或失效,影响疫苗的供应和接种,最终影响人民的健康水平。

2. 信息化发展的同时,存在信息壁垒和信息安全等挑战

我国地域广,各地社会经济等方面发展不平衡,理念和技术存在差异,信息资源的使用和管理方面也不均衡,存在"马太效应"。信息优势差异将进一步扩大地区间信息支配差距,这种不均衡性不是短期内能改变的。同时,信息化进程中也存在不足之处,包括信息质量和完整性。此外,信息化在给我们带来方便、提高效率的同时,也存在信息安全、隐私保护等挑战。这些问题需要国家制定长期的发展规划、信息政策和法律法规等,加以不断完善。

3. 人才队伍及其积极性与疫苗相关工作要求的差距

任何一个行业的发展都离不开相应的人才队伍建设。目前,我国疫苗相关人员队伍规模和素质相对于不断发展的社会需求存在差距,我们需要重视疫苗专业人员的培训教育,使他们有足够的知识技能来保证疫苗相关工作的高质量和高效率。同时,《疫苗法》的执行提高了相关人员的责任,更需要不断加强工作人员的培训教育,同时进一步明确其职责和权利,建立问责和激励机制,加强和调动其工作责任感和积极性,提高工作效率和质量。此外,目前我国医药冷链物流的人才缺口很大,冷链的高效、合理运转需要专业人员来管理和维护。疫苗接种计划的变化、新疫苗的引入,以及疫苗设备的现代化,需要专业人员掌握基础的疫苗知识和工作岗位所需的特定专业知识,这需要专业人员有能力并有动力

在整个职业生涯中持续学习,不断更新知识,以适应疫苗供应链的发展变化。

4. 医疗冷链物流运输业不够成熟,影响了疫苗配送新模式的探索和推广

虽然第三方冷链配送可能是未来疫苗运输的一大趋势,但是目前国内还没有一家可以覆盖大区域的医药冷链物流企业,现有的企业规模较小、地域分散、配送能力参差不齐。因此,首先要规范社会物流企业从事疫苗储运业务的资质,推动疫苗冷链物流的市场化,给优秀的冷链物流企业颁发"第三方冷链物流许可证",只有获得认证的企业才能从事疫苗储运业务,这样可以大大降低疫苗在冷链过程中的失效风险。同时,政府可给予获得认证的企业一定的财政补贴,帮助企业引进 RFID(无线射频识别技术)和 GPS(全球定位系统)等技术,促进上、下游企业信息共享,对各种冷藏车和冷藏库进行全面、动态监控,确保疫苗的安全性和有效性。此外,该环节所需的第三方配送费用与现行的疾控系统配送成本之间的比较,也需要专业核算和分析,为各省区市在不同区域范围内变更配送模式提供依据。

5. 东、中、西部的客观差异增加了国家对疫苗招标、采购和配送的管理难度

如前所述,无论是人口状况、人群健康水平、疫苗服务量、疫苗管理水平、人力资源、硬件设备、财政投入等在东、中、西部不同省区市之间均存在较大差异,加之中国幅员辽阔、地理类型复杂等客观条件,使得全国统一的招标、采购和配送模式难以有效实施,对相关政府部门的管理水平构成巨大挑战。

第五章
国际疫苗招标、采购、配送管理相关规范与经验

一、国际疫苗的招标和采购

疫苗的招标和采购是免疫规划实施的首要步骤,对于保证疫苗质量和合理价格有着重要意义。对于疫苗的招标和采购,不同国家或地区可能有不同的做法,很多经验值得我们借鉴。

1. 代表性国家的实践经验

1.1 美国

在美国,疫苗采购分两块。所有儿童免疫接种项目(The Vaccines for Children,VFC)疫苗由国家疾病控制与预防中心(Centers for Disease Control and Prevention,CDC)和提供 VFC 疫苗的制造商谈判,并签订统一的联邦疫苗采购合同,联邦采购价一般会低于私人市场价格。以财政拨款的形式将资金提供给各州和地方的卫生机构,州和地方卫生机构根据实际需要,向中央经销商下单购买疫苗。美国目前推荐给儿童和成人的疫苗,大多来自葛兰素史克、默克和赛诺菲公司。默克和赛诺菲拥有互补的产品线和工作关系。不管是单一来源,还是多种来源途径的 VFC 疫苗,均由国家 CDC 同疫苗制造商进行价格谈判,确定联邦采购价格。对于多种来源途径的疫苗,免疫提供者可以在与 CDC 签订采购合同的制造商中自由选择产品。

其他儿童疫苗和成人疫苗的招采模式相对多样,可以由免疫提供者直接从疫苗制造商、第三方经销商和疫苗采购小组购买疫苗。部分州从 1990 年开始,

将 VFC 项目扩大到通用采购(Universal Purchase,UP)模式,实行 UP 模式的州通过国家 CDC 与疫苗制造商签订的联邦采购合同,购买所有常规推荐的疫苗,包括 VFC 疫苗和其他儿童、成人疫苗,以期获得较低的疫苗价格。对于免疫提供者直接从疫苗制造商和第三方经销商购买的疫苗,由免疫提供者自由选择疫苗产品,疫苗价格由制造商决定。

通过疫苗采购小组采购疫苗是美国私人市场疫苗采购的新模式。疫苗采购小组是与一家或多家疫苗制造商达成协议,以获得比私人市场更优惠的疫苗定价的组织。具体流程如下:疫苗采购小组负责招收医疗机构,医疗机构与采购小组签署协议,指明他们希望使用哪一家疫苗制造商的产品;采购小组与制造商进行联系,制造商根据小组的规模和采购数量,给予不同的价格优惠;获得优惠价格后,医疗机构可获得一个账号,用该账号在制造商的网站订购疫苗,即可获得折扣价格,也可以在分销商处购买疫苗产品,折扣同样适用。对于获得折扣价格的医疗机构,疫苗制造商不允许他们从其他制造商处购买该制造商能提供的疫苗。对于某些单一来源的疫苗,若该制造商无法提供,医疗机构可自行从其他疫苗制造商处购买。当存在疫苗短缺时,医疗机构可在短缺期间向其他制造商购买疫苗;一旦制造商恢复供应,医疗机构仍需遵守协议。值得一提的是,流感疫苗的采购不需要遵守采购协议,医疗机构可自由选择流感疫苗制造商;但如果选择与其签订疫苗协议的制造商的流感疫苗产品,则可获得额外的优惠。目前,葛兰素史克、默克和赛诺菲均与一些采购小组签订采购协议,辉瑞只就脑膜炎球菌 B 疫苗与一家采购小组签订采购协议,对于其垄断的肺炎球菌疫苗并不提供"团购"优惠。

美国疫苗市场准入门槛非常高,只有经食品药品监督管理局(Food and Drug Administration,FDA)批准上市的疫苗,才可在美国进行州际运输和流通;FDA 每 2 年检查 1 次,不合格的疫苗将被暂停或取消上市许可。目前,美国采购的免疫接种疫苗主要来自疫苗行业的 5 大公司。

1.2 英国

英国纳入国家免疫规划的疫苗由卫生部统一招标采购。首先,卫生部的免疫接种处会确定该疫苗的供应要求,包括品种和所需数量,并在欧盟官方期刊(Official Journal of the European Union,OJEU)及其网站上刊登广告,以邀请疫苗生产企业投标,企业回应该广告并进行预授权模拟。如果圆满完成,他们会收到卫生部的招标文件,并按要求在规定的时间范围内,提交投标文件。收到投标文件后,卫生部会与北爱尔兰、苏格兰和威尔士共同裁决。在选择疫苗生产企业时,原则上,卫生部的目标是最大化其预算所得的质量调整生命年(Quality-adjusted life years,QALYs),目前的成本效益阈值设定为每 QALY 20 000 英镑,并且综合考虑该企业以往合同中疫苗的安全性、有效性、可用性和价格等。合同期通常为一年加延长一年的选择权,提高了应对国家免疫规划可能发生变化的灵活性。如果要续约,也可以确保疫苗价格在第二年保持不变。其次,出于供应安全的考虑,卫生部会尽可能选择多个供应商。当发生部分生产企业以更大的交易量捆绑竞标更低的价格、其他企业以单一价格竞标时,卫生部会选择从其中一家企业购买刚好能够触发一个较低价格的数量的疫苗,并从其他企业购买该疫苗剩余所需的量。英国的全科医生可以通过政府指定的订购疫苗的 ImmForm 网站订购他们所青睐的生产企业的疫苗。另外,对于可能发生的大流感,英国会与疫苗生产企业签订预购协议(Advance Purchase Agreements,APAs),且每年会向企业支付一定的流感预防费,用来维持该协议的有效性。

疫苗生产企业方面,英国市场呈现精英化的发展趋势,占据全球疫苗市场份额最大的企业为英国公司葛兰素史克。在英国 64 家制药公司中,有 7 家获得了卫生部批准的疫苗生产资质。

1.3　澳大利亚

自 2017 年 7 月以来,澳大利亚联邦政府代表各州和地区,集中采购《国家免疫规划(NIP)》中所需的所有基本疫苗。其采购流程如下:首先,组建国家免疫委员会(NIC),包括卫生专业人员、消费者、研究人员,以及来自联邦、州和地区政府的相关人员;接着,国家免疫委员会(NIC)通过澳大利亚传染病网络监测系统,确定疫苗的供应要求,包括所需品种及数量,向澳大利亚卫生部长咨询委员会(Australian Health Ministers' Advisory Council,AHMAC)提交采购申请;然后,联邦政府从医疗用品管理局(TGA)核准的疫苗生产公司中进行挑选,保证疫苗定价和供应实现国家一致性。在选择疫苗生产公司时,既要考虑使用该公司疫苗的成本效益,也要考虑冷链中断或其他损害造成的疫苗损失。政府(联邦、州和地区)及疫苗生产公司密切合作,以支持基本疫苗的供应,同时继续监测全球疫苗供应的趋势和问题,以了解相关措施对当地的潜在影响。

1.4　亚太地区和其他国家

在越南,其《医疗机构购买药品的投标指南》中规定,单位购买药品(含疫苗)的招标形式主要有三种:① 卫生部为其下属单位组织集中招标,单位应根据卫生部中标结果的通知,按照现行规定协商和签署药品供应合同。② 直属下属单位和非公立单位与省内社会保险机构签订健康保险合同,申请省级综合医院的承包商选拔,按照现行的招标法,以直接采购的形式购买药品。③ 单位自行组织招标,根据用途要求购买药品。部长级机构负责人和省(市)人民委员会主席负责批准其管理下的公共实体购买药品的采购计划,省人民委员会主席指定卫生部主任担任投资人,并负责批准招标文件,批准选择承包商向管理范围内的单位供应药品。非公立单位负责人与负责审批招标文件的健康保险机构签订医疗检查和治疗合同,批准其单位药品供应商的选择结果。招标计划至少每年 1 次,招标计划基于国家主管机构和公立单位的其他合法收入来源分配的年度计划国家预算支出估算、单位与社会保险经办机构之间的健康保险合同、上一年购买和使用药品的实际情况和年度计划的预期疫苗需求制定。招标计划中,每种药品的价格不得高于卫生部最新公布的每种药品的最高价格,采用公开招标的方式,单位负责人应当向招标计划审批的主管人员提交一套招标计划,给评估组织和机构预评,合格后提交审议和批准;单位负责人应当在收到主持评标资料的机构或者组织的全面评估报告后 5 个工作日内批准招标方案;中标药品的批准必须符合招标法的规定及法律文件和卫生部的指南,中标药物的总价值不超过招标计划中主管当局已批准的药品招标方案的预算;已经列入主管当局批准的药品采购计划药品清单中,但没有招标结果或没有中标者选择的药品,需要紧急购买以满足需求。

市场规模相对较小的国家,如亚美尼亚和阿塞拜疆,目前通过联合国儿童基金会的集中采购方式使其国家免疫规划更完善。阿塞拜疆政府报告了迄今为止转变疫苗采购做法的几个优势:价格更优惠、质量有保证、供应稳定、采购过程透明、冷链依从性更好和支付资金的灵活性更佳。

欧盟建立了联合采购协议,对疫苗也实行联合采购。在欧洲,2009 年爆发的甲型 H1N1 流感大流行凸显了欧盟国家获取大流行性流感疫苗和药物的能力和购买力。2010 年,欧洲理事会要求委员会在未来大流行的框架内开始联合采购疫苗。联合采购协议确定了共同采购的框架,使欧盟国家能够作为一个整体采购大流行性流感疫苗及做出其他医疗对策,联合采购协议有 25 个欧盟国家参与,包含保加利亚、比利时、克罗地亚、捷克、塞浦路斯、爱沙尼亚、希腊、拉脱维亚、马耳他、荷兰、葡萄牙、斯洛伐克、斯洛文尼亚、西班牙、英国等。

2. 国际组织的相关规范与建议

2.1　全球疫苗免疫联盟(GAVI)

全球疫苗免疫联盟(The Global Alliance for Vaccines and Immunisation, GAVI)实行自我采购政策为使用 GAVI 资金采购产品的国家保障优质的疫苗和免疫产品供给。选择自购的国家应仅使用 GAVI 基金购买符合国际质量标准的疫苗和相关注射安全装置。自购疫苗必须满足：在通过资格预审的产品名单中选择，或符合 WHO 对优质疫苗的定义。在这些情况下，没有向 WHO 报告的尚未解决的质量问题，必须由 WHO 评估的在制造国和采购国具有完全职能的国家监管机构(National Regulatory Authority, NRA)确保合规性。在采购国同意遵守 GAVI 的采购建议后，该国才能一次性获得采购资金总额。GAVI 提供的财政资助金额是基于 GAVI 秘书处与 GAVI 采购机构协商后预测的疫苗加权平均价格决定的。如果一个国家的谈判采购价格高于 GAVI 提供的财政支持金额，则政府需要支付差额，以便购买足够的疫苗，以覆盖目标人口；若低于 GAVI 提供的财政资助金额，该国应将多余资金投资于免疫规划，并在随后向 GAVI 提交的监测报告中报告这些资金的使用情况。

GAVI 认为，疫苗采购是以物有所值为目的，并不一定意味着获得尽可能低的价格，而是代表了最佳的投资回报。为求物有所值，所有采购活动都会通过下列因素的最佳组合进行：疫苗产品和服务符合任务要求；尽可能以最佳条件订购货物和服务合同，并考虑预期寿命周期；采购的目的是达到产品和服务的质量和合适性；在可能的情况下实现规模经济。此外，GAVI 提出了推动供应与采购战略的关键因素：① 生成新的市场分析和分析工具，以塑造疫苗市场及形成针对该市场合适的干预措施，并提高具有较高不确定性和风险的市场应对能力；② 加强为合作伙伴、制造商和国家提供及时、透明的信息的能力；③ 与业界企业和制造商保持伙伴关系，实现尽早沟通和定期沟通；④ 加强与市场塑造相关的中介机构合作，以支持知情的国家层面决策行为。战略同时也指出，可使供应与采购达到目标标准的工具有需求预测、产品组合管理(Product portfolio management)、经济激励和有效采购机制。GAVI 认为，采购疫苗和服务的工作将在实际可行的范围内最大限度地加强竞争。采购将尽可能向更多的合格投标人开放，以满足竞争的要求，并获得物有所值的收益。疫苗采购要以最大限度有效利用 GAVI 资源的方式进行，并确保所采购的产品和服务有效地满足用户需要。采购必须按照适当的指导方针、原则和条例,综合考虑数量、质量和及时性后,以最合理的价格进行。采购流程必须与采购活动成比例,以便在坚持指导原则的同时,将执行采购过程的总成本降到最低,并适合所开展活动的预算规模。

2.2 世界卫生组织(WHO)

世界卫生组织(World Health Organisation,WHO)对联合国机构所采购的疫苗实行预认证评估程序,主要针对疫苗生产商和疫苗两方面,会将通过预认证的疫苗纳入联合国采购列表。疫苗预认证的目的是确保候选疫苗能够:① 满足WHO 关于质量、安全性和有效性的建议,包括遵守 WHO 建议的药品生产质量管理规范(Good Manufacturing Practice,GMP)和药品临床试验质量管理规范(Good Clinical Practice,GCP);② 符合联合国相关机构的产品包装和说明书规范。目的是确保通过联合国提供的用于不同国家的国家免疫服务的疫苗安全、有效,适用于当地免疫规划中的目标服务人群。疫苗预认证的评估包括对生产国国家监管机构的职能评估、档案评估、在预定环境中使用疫苗的适用性评估、良好的生产规范检验、随机质量控制测试、对投诉和不良事件的监测。

2.3 联合国儿童基金会(UNICEF)

联合国儿童基金会(United Nations International Children's Emergency Fund,UNICEF)是疫苗采购的主要机构,通过与制造商合作促进疫苗安全,确保提供可靠的、价格合理的优质疫苗,并与政府一起评估疫苗需求。采购服务是UNICEF 国家合作方案的一个组成部分,已成为 UNICEF 帮助加强国家规划供应需求、供应品和设备选择及其有效交付和分配能力的重要切入点。此外,采购服务还是一种发展机制,它提供了一种广泛的供应管理方法,以国家能力为基础,包括技术援助和供应服务。各国可直接从制造商或通过联合国儿童基金会或泛美卫生组织周转基金购买疫苗,且通过集中采购获得比单独直接采购更低的疫苗价格。

UNICEF 曾提出一种考虑到运费的着陆成本评估方法,该方法以供应商的产品权重和数量,以及地理位置为基础,将运费考虑在内,为真实采购费用提供了更准确的评估。合并货运是一种经过修订和提升之后的业务方式,能够减少货物接收和关税结算的负担,并在较短的时间内合并各种商品的接收。UNICEF 认为,收到资金的及时性、装运交货时间、预测准确性和所需注射装置的有效捆绑是影响注射装置供应和输送的关键挑战。UNICEF 在招标前的行业咨询过程中,向业界提供了关于评估方法和基础的概述,授予供应商的长期协议侧重于维持一个健康的、有质量保证的市场,同时减少无线应用协议和促进更可持续的采购方法。2018 年 2 月,UNICEF 发布了可持续采购(Sustainable Procurement,SP)的流程规范。可持续采购符合并补充联合国共同采购原则,整合了有利于保护环境、社会进步和支持经济发展的规范,即通过寻求资源效率,改进产品和服务的质量,最终优化成本。

二、国际疫苗的配送

疫苗安全有效的配送也是疫苗供应链上必不可少的环节,而疫苗供应链的优化设计对于优化疫苗的配送过程具有十分重要的意义。

1. 代表性国家的实践经验

1.1　美国

美国采取第三方配送的模式,将配送外包给第三方冷链物流公司,由其直接配送到接种单位,配送过程中采用自动温度监测设备和报警设备,实时记录和监控疫苗的状态,保证疫苗不会发生质变。

美国疫苗冷链物流技术主要采用的是无线射频识别技术(Radio Frequency Identification,RFID)温度标签、导航星测时与测距全球定位系统(Navigation Satellite Timing and Ranging Global Positioning System,GPS)技术和无线通信技术温度传感技术的结合。美国疫苗厂商在生产出疫苗后就使用 RFID 技术;疫苗出库时,在冷藏箱中放置带有温度传感器的 RFID 标签,货物信息(包括疫苗温度)被实时储存在 RFID 芯片中。同时,每台运输车安装 GPS 无线传输系统终端。在冷藏车辆运输全程中,车厢内的 RFID 温度标签会将车厢内温度的变化数据信息定时或实时通过 GPS 网络传送到企业的冷链信息管理系统平台。一旦运输存储途中出现温度异常,企业终端的信息系统就会自动报警。货物到达后,通过手持型读写器可批量读取货物及温度信息,实现了全程温度信息的瞬间获取,降低了人工成本及出错率。

同时,除了要求疫苗生产商对产品本身问题承担责任外,FDA 也承担冷链运输过程中的管理职责,确保产品不会在运输过程中变质,这对整个产品运输过程中环境的温度控制、温度变化监测提出了很高的要求。FDA 要求疫苗应确保在上班时间交货,且装运与到货的时间间隔不应大于 48 小时;一旦运达,应立即按照推荐的温度存储疫苗。收货时,应检查疫苗包装目录和装箱单,检查所附的冷藏室和冷冻室温度标识,确保运输温度为 2～8℃,并对装运时间予以检查。

1.2 英国

英国采用外包供应链,疫苗的储存和分发由卫生部通过竞标得出的一家医药冷链公司负责,每 3～5 年拟定 1 次合同。现任承包商为 Movianto UK Ltd,该公司从生产企业那里接收疫苗并妥善存放,配送频率为每周或每 2 周 1 次,配送费用由卫生部支付。Movianto UK Ltd 公司目前已经完全实现疫苗配送过程中温度的实时监控,Movianto 集团目前已成为欧洲制药、生物技术和医疗保健行业的合同物流服务提供商。

1.3 澳大利亚

在澳大利亚,免疫接种提供者负责订购疫苗,并保持适当的库存水平,以满足门诊接种规划的需求,同时不超过冰箱的容量。要确保在接收新配送疫苗时轮换库存,以防止疫苗因接近到期而造成浪费。接种单位在接受新配送疫苗的过程中,最重要的是确认在运输全程中保持冷链且疫苗的完整性没有受到损害。在接受配送并将疫苗转移到专用冰箱前,检查冷链监测器并记录疫苗最低和最高温度。如果冷链监测器被激活,应立即联系当地(州)疫苗中心。疫苗储存的自我审查每年进行 1 次,若出现设备或冷链违规,则需要增加审查频次。

所有疫苗必须在 2～8℃ 的建议温度范围内储存,每天检查并记录疫苗冰箱温度 2 次,以保持疫苗的有效性。如果温度低于 2℃ 或高于 8℃,应将疫苗隔离在冰箱中并贴上“不要使用”的标签,在公共卫生部门提供建议之前不要丢弃疫苗,可将这些疫苗转移到备用冰箱或冷却器,并确保疫苗可以继续在 2～8℃ 的条件下储存。如果疫苗在数小时后发生破坏,需将疫苗隔离至下一个工作日,并在疫苗冷却器温度图表上记录温度。还需下载过去一周的数据记录报告,并完成冷链违规报告表,在工作时间内尽快联系当地公共卫生部门及相关卫生专业人员。免疫提供者需确保所有卫生专业人员接受疫苗储存和冷链管理方面的培训,以便使员工有效管理冷链。鼓励所有负责冷链管理的人员完成该培训,包括管理人员、清洁工、全科医生和护士。免疫提供者必须向当地公共卫生部门报告所有冷链违规行为。可提前下载并打印《冷链违规协议流程图》,放置在专用的疫苗冰箱上,为卫生专业人员提供参考。

1.4 亚太部分国家

在亚太地区,日本有世界先进的条形码技术与温度传感技术,可以通过载入地图系统合理规划路线,提高配送效率,并合理规范疫苗的低温运输。日本禁止全国性运输,只能进行区域性运输,以减少疫苗运输风险。日本信息化水平很高,监管部门可以利用电子手段监测疫苗配送管理的全过程。

越南采用全国扩大免疫规划(EPI)疫苗供应链,大多数 EPI 疫苗的覆盖率超过 90%。当地制造商生产的疫苗和进口疫苗先运到国家冷藏库,然后经过越南卫生系统的四个冷藏库,并在省和各级地区储存,最后进入社区保健中心。一般每月只向市镇一级提供 1～3 天的疫苗,用于每月一天的免疫活动。在这个月剩余的时间里,疫苗没有储存在社区一级,除非在一些提供了疫苗冰箱的偏远社区,或者是为了及时满足乙肝疫苗的出生剂量需求。在越南,疫苗必须根据需要和适合每种疫苗制造商要求的温度储存在冷链系统中,并在运输过程中配备监测疫苗温度的设备。疫苗须按照冷链要求分开储存,不得与其他产品一起保存,同时定期监测日常温度和储存条件。

泰国政府药品组织(GPO)于 2010 年底引入供应商库存(VMI)系统并推向全国,疫苗供应链从 GPO 仓库开始,直接进入地区仓库后,转到 PCU(保健中心或地区免疫诊所)。与传统运输系统相比,VMI 大大降低了库存携带成本和库存容量问题,同时也提供了使库存和运输决策同步的能力。

在韩国,私立医疗机构的疫苗分配系统是医院和诊所与制造公司或销售公司直接交易,或由批发市场提供疫苗,在所有过程中均需维持冷链。疫苗的冷链运输必须遵循与疫苗管理相关的原则,包括安装温度计,保持适当的温度,记录温度、疫苗在冰箱内的位置,解冻冷冻疫苗,以及使用专门用于疫苗储存的冰箱等,以确保注射疫苗的温度始终保持在规定范围内。韩国为相关人员配备了含 12 项内容的教育手册,包括接收、储存、使用疫苗时的注意事项。

1.5　其他国家

在供应链系统设计方面,将疫苗与其他公共卫生产品整合或供应链的重新设计都可以进一步改善现有的配送运输系统。塞内加尔和突尼斯的整合实践说明整合思路是可行的;贝宁也证明了对疫苗供应链合理的重新设计,可以优化疫苗配送运输效率和效益。

在塞内加尔,免疫规划将疫苗接收、储存和分发的功能转移到国家药品配送中心。在圣路易斯地区,免疫规划将疫苗储存的责任从区域疫苗储存点转移到区域医疗储存点。从那里,两辆"移动仓库"(moving warehouse)(即送货卡车)

每月将疫苗和其他对温度敏感的卫生产品运送到 100 多个卫生中心和哨所,绕过了地区仓库,节省了卫生人员从较高级别储存点接收疫苗的时间。"移动仓库"配备了计算机设备和软件,以跟踪库存水平和消费情况,并配备工作人员在补充库存时提供技术援助和监督。

贝宁的疫苗供应链是一个四级交付系统:第一级是国家仓库(National Depot),第二级由六个部门储存点(Department Stores)和一个区域储存点(Regional Store)(以与部门储存点相同的方式运营)组成,第三级包括 80 个社区储存点(Commune Stores),第四级则包含几百个卫生所(Health Posts)。国家仓库通过冷藏运输车向一些部门储存点提供疫苗,其余部门储存点使用 4×4 卡车从国家仓库获取疫苗,所有社区储存点都使用 4×4 卡车从部门储存点获取疫苗,所有卫生所使用摩托车从社区储存点获取疫苗。

2. 国际组织的相关规范与建议

2.1 全球疫苗免疫联盟(GAVI)

GAVI 在 2016 年提出了增强疫苗免疫供应链的战略,该战略的核心是增强免疫供应链的五个基本要素:供应链的领导、持续改进和计划、用于管理的供应链数据、冷链运输设备和供应链系统设计,即强调了人员、改进、数据管理、设备和供应链系统设计对疫苗配送的重要性。为支持各国改善冷链问题,GAVI 建立了冷链设备优化平台(Cold Chain Equipment Optimisation Platform, CCEOP),与各国共同投资购买、安装符合特定技术要求的设备。GAVI 旨在通过对冷链设备的支持来保障冷链设备的可靠性、正常运行时间和整体使用寿命,通过更好的温度控制,保障疫苗的安全性和有效性,从而提高各国疫苗的覆盖面、公平性和可持续性。GAVI 出台的《冷链设备优化平台技术指南》对常用的冷链设备做出了一定的规范和要求(表 5-2-1)。

表 5-2-1　GAVI《冷链设备优化平台技术指南》对常用设备的规范和要求

常见设备类型	GAVI 的指导规范
冰箱 Ice-lined refrigerators	疫苗冰箱通过主电源或发电机供电。最新设计的型号具有更长的延续时间,可以在长时间停电期间(超过 2 天)使疫苗保持低温。正常情况下,这些新冰箱每天仅需要 8 小时供电,即可将疫苗保持在所需的温度范围内。但是,每天不到 8 小时的供电时间可能会减少冰箱的运行时间

常见设备类型	GAVI 的指导规范
冷冻柜 On-grid freezers	疫苗冷冻柜使用主电源或发电机供电,比标准家用冰柜具有更好的温控能力和可靠性
太阳能冰箱和冷冻柜 Solar direct drive refrigerators and freezers	此类冰箱和冷冻柜依靠太阳能供电。最新一代的设备配有太阳能电池板,该电池板安装在医疗机构的屋顶上,通过电缆连接到设备。与以前的太阳能设备不同,它们不需要电池,也不需要太多维护
长期被动装置 Long-term passive devices	这些疫苗储存装置旨在使疫苗长时间保持低温而不需要任何能源。不需要太阳能电池板、电池、电力、燃气或其他燃料,但有疫苗储存容量限制(10 升或更低),需要每 3～5 周重新冷冻一次冰袋
冷藏箱和疫苗载体 Cold boxes and vaccine carriers	这些隔热容器用于设施之间或现场免疫接种期间运输疫苗,依靠反复冷冻的冰袋来保持低温
温度监控设备 Temperature monitoring devices	此类设备用于定期测量和记录冷链设备温度,并显示当前温度和超出温度范围的温差。其中,30 - DTR 温度记录仪可在设备上记录 30 天的温度和警报,数据可由用户手动下载。远程温度监控设备(RTMD)还能将温度数据和警报上传到物流管理信息系统
电压稳定器 Voltage stabilizers	电压稳定器用于保护由电源供电的冰箱和冷冻机免受电力供应波动而造成损坏,可以保护冰箱和冰柜免受电压和频率过高或过低的影响,也不会受到雷击

在冷链设备采购方面,GAVI 建议各国在做出任何购买决定之前,先对现有的冷链设备进行盘点。盘点过程有助于评估哪些品牌和型号的设备可以补充进现有的冷链设备中,也有助于明确冷链设备的多样化需求和运营成本测算。此外,根据 GAVI《关于采购疫苗和冷链设备的指导》,联合国儿童基金会供应司(UNICEF Supply Division,SD)是冷链设备优化平台的唯一采购代理,所有通过该优化平台申请的国家必须通过该代理商进行采购。如果一个国家决定自行采购,该平台将不会为投资提供联合融资。

2.2　世界卫生组织(WHO)

WHO 发布了疫苗量计算器、免疫供应链调整工具、温度控制标签等冷链物流工具,以协助疫苗管理人员进行供应链和物流支持方面的规划。由于冷链需求导致的疫苗递送成本或物流限制在很大程度上阻碍了疫苗接种,为应对这些挑战,WHO 提出了一种创新的疫苗管理方法——"受控温度链"(Controlled

Temperature Chain,CTC),允许疫苗在被监测和控制的条件下,视抗原的稳定性,在传统冷链温度(2~8℃)之外的温度保持一定时间。此外,WHO 专家一致认为,需要对高于 8℃的疫苗进行稳定性评估,于是提出了"延长控制温度条件"(extended controlled temperature conditions,ECTC)指导原则,以区分项目方面的监管要求。ECTC 准则提供了数学模型和统计概念的应用策略,以满足某些疫苗独特的短期要求。在 ECTC 原则下使用疫苗,需要进行适当的疫苗稳定性评估,并考虑是否符合实地储存条件。ECTC 标签减少了卫生保健工作者的负担,疫苗从冷链中移除,以被允许在偏远地区进行免疫接种,节省了进一步制冷所需的基础设施的成本并消除了对湿冰的需求,从而为疫苗接种活动提供了更大的灵活性。针对 CTC 的管理方法,WHO 免疫实践咨询委员会(Immunization Practices Advisory Committee,IPAC)建议在紧急情况等特殊情况下,各国可以考虑从冷链之外(out of cold chain,OCC)获取某些疫苗,特别是对那些疫苗可获得性低的人口。如果一个国家选择使用 OCC 疫苗,应该只是一个临时的短期步骤,并且疫苗的许可证和标签必须与 CTC 疫苗所遵循的规范一致。此外,IPAC 建议各国在使用 OCC 疫苗时,应遵守一定的条件(表 5 - 2 - 2)。

表 5 - 2 - 2　免疫实践咨询委员会(IPAC)关于使用冷链之外(OCC)疫苗的条件

冷链物流工具种类	用　途
冷链设备库存和缺口分析工具 Cold chain equipment inventory and gap analysis tool	为不同类型疫苗的设备库存管理提供支持,提供设备的生产厂商、型号、温控区间、制冷时间、制热时间、能耗、价格等信息
计划免疫物流预测工具 EPI logistics forecasting tool	指导预测国家免疫方案对疫苗注射设备、冷链环境、储存能力的需求。它为分析提供了两种选择:情景分析和对需求的多年期预测
免疫供应链调整工具 Immunization supply chain sizing tool	指导冷链能力规划过程,估计每一级设施所需的冷链能力;同时规划国家免疫方案的重大变革,如引进新疫苗、更新疫苗配方等方案
疫苗瓶监控器信息图 Vaccine vial monitor infographic	为卫生人员提供使用疫苗瓶的指导,根据疫苗瓶身颜色深浅分为 3 种类型
疫苗量计算器 Vaccine volume calculator	用于估算每名儿童的疫苗净储量,以分析国家免疫规划计划的变化(如引进新疫苗、疫苗制剂的变化等)将如何影响冷链能力

"项目优化(Project Optimize)"是世界卫生组织和国际卫生科学技术组织(PATH)之间为期五年的合作,旨在确定如何优化免疫供应链,以满足日益庞大和昂贵的疫苗储存需求。近年来出现了一种新的太阳能冰箱设计,被称为"直接驱动太阳能冰箱"。冷链设备市场上也出现了许多比传统冷藏箱容量更大的冷藏箱,它们通常在托盘或在底座中设有轮子,为从国家到省一级的大量疫苗提供了一种更简单、安全的运输方式,也提升了在大国进行国内运输的可能性。

2.3　联合国儿童基金会(UNICEF)

UNICEF 的冷链支持包(CCSP)在冷链设备的管理规范和技术指导方面为疫苗冷链物流提供了参考信息,主要包括步入式冷藏室和冷冻室、太阳能冰箱、温度监测装置等七类冷链设备的技术指导和管理规范。

步入式冷藏室(Walk-In Cold Rooms,WIC)和步入式冷冻室(Walk-In Freezer Rooms,WIF):在一些较大的国家里,WIC 和 WIF 设备一般装置在地区级别的单位,在做预算时需要考虑地方的交通、人力和时间等进行合理规划。UNICEF 也发布了 WIC/WIF 尺寸、能耗、安装、调试等的指导规范。维护此类设备时,UNICEF 建议在设备运行现场要配备一名合格的技术人员,技术人员应接受过相应的培训,并具备复杂冷链设备的维护和维修经验。

压缩式冰箱和冷冻柜:购买冷链设备应当以疫苗现有的储存能力和未来储存计划为参考标准。冷链设备的采购应以国家政策、扩大免疫方案战略为基础,并按照国家资产购置和更换设备的政策进行。在选择冰箱的时候,要参考该地区的供电水平,选择传统的电池驱动型或太阳能直接驱动型设备。在设备维护方面,UNICEF 指出,要对设备定期进行除尘、解冻保养、清洁门封条、定期润滑铰链等。

电池供电的太阳能冰箱和冷冻柜:主要依靠太阳能供电,能够将疫苗保持在适当的温度,而不需要国家电网提供电力,节约燃料成本和人工维护成本。UNICEF 建议,将太阳能冷链设备应用于难以到达的偏远地区、国家电网没有覆盖或每日可用性低于 8 小时的区域且每天至少有每平方米 3.5 千瓦·时太阳辐射的地区。但是,即使在同一个国家,不同的太阳辐射、温度、海拔和天气状况都会影响太阳能电池板所转化的电力,因此要合理计算出太阳能系统的最佳运行方案。

温度监测装置:不同的疫苗对冰冻和高温有不同的敏感性,因此在储存和运输过程中,监测疫苗的温度至关重要,每个温度监测装置都具有其特定的性能。UNICEF供应司采购以下温度监测设备:30天电子冰箱记录器、温度指示器(包括冷冻指示器和疫苗冷链监测卡)、疫苗储存温度计、中央温度监控系统等。根据不同级别的冷链设备,温度检测装置也有相应的分级(图5-2-1)。其中,中央温度监控系统中装有可编程的温度和事件记录器系统,具有集成报警和自动拨号选项功能,主要用于监测安装WIC和WIF的初级或中级疫苗库的存储条件。其他温度监测装置在前文WHO的冷链物流工具部分中有所提及,在此不再赘述。

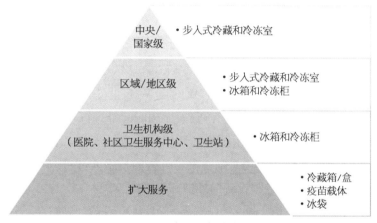

图5-2-1 冷链设备的应用级别

太阳能直接驱动冰箱和冷冻柜:与传统的太阳能电池供电系统相比,太阳能直接驱动冰箱不产生或储存电能,而是将热能储存在冷库中,利用恒温器保持疫苗的温度。此类设备对技术人员关于太阳能光伏制冷系统的理论和实践培训要求更加严格,可由UNICEF SD提供培训,并将培训纳入采购合同。

疫苗载体和冷藏箱:冷藏箱、疫苗载体和冰袋用于在运输过程中保持疫苗的低温。与冷藏箱相比,疫苗载体的体积较小,适合卫生工作者在免疫活动和外出服务期间使用。由于冷藏箱和疫苗载体都是被动冷却器,因此冰袋是附件,它们在有限的时间内提供冷却能量。UNICEF对采购的疫苗载体和冷藏箱的尺寸、规格等规范在指导手册中也有详细说明。

电压调节器和稳定器:许多国家的电力供应不稳定,电压波动会损坏宝贵的冷链设备,可能导致压缩机电机和制冷设备的部分部件燃烧。因此,UNICEF

建议各国使用电压调节器和稳定器,它们适用于所有制冷设备,包括冷藏室和冷冻室。具体的电压调节器和稳定器的型号选择参见相关指导手册。

三、中美在疫苗招采、配送及监管上的比较分析

随着全球新兴市场不断出现,进出口疫苗的数量不断增加,疫苗监管信息和经验的分享极为重要,对我国的免疫接种工作有一定的指导意义。美国是疫苗安全管理起步最早的国家,于 1902 年 7 月 1 日颁布了《生物制品管制法案》,这是保障疫苗安全性的重要开端。经历了一些重大疫苗安全事件后,美国立法部门不断加强对疫苗的监管,颁布了一系列法律法规来保障疫苗的安全性和有效性。

1. 体系背景

1.1　免疫规划背景

美国免疫规划不实行强制接种,主要是推荐接种,美国疾病控制与预防中心(CDC)网站上详细列出推荐接种的疫苗。1993 年美国综合预算调整法案创立了儿童免疫接种项目(The Vaccines for Children,VFC),于 1994 年开始实施。VFC 在全国范围内为某些儿童建立了疫苗直接购买和运送系统,目标是确保所有儿童不会因为没有钱购买疫苗而感染疫苗可预防的疾病。美国免疫实施咨询委员会(Advisory Committee on Immunization Practices,ACIP)负责决定纳入 VFC 的疫苗种类。迄今为止,ACIP 为所有免疫程序表中的疫苗制定了推荐意见,美国近半数儿童可以免费接种这些疫苗。2010 年美国《可负担的保健法案》获得通过,要求民营健康保险应多覆盖 ACIP 推荐的疫苗种类,既包括成人疫苗,也包括儿童疫苗。成人疫苗由民营保险和联邦医疗保险项目覆盖。

自 1978 年以来,中国开始实行有计划的预防接种,即计划免疫制度,并在儿童中实施了预防接种证书制度。儿童在入学前,学校需要查验他们的接种证书,以确保没有漏打的疫苗。其中,一类疫苗为政府免费向公民提供。纳入美国国家免疫规划推荐疫苗与中国一类疫苗的具体品种对比见表 5 - 3 - 1(不包括成人疫苗)。

表 5-3-1 美国国家免疫规划与中国一类疫苗品种对比

疫 苗 品 种	中 国	美 国
乙肝疫苗	√	√
轮状病毒疫苗	×	√
百白破疫苗	√	√
b 型流感嗜血杆菌疫苗(Hib)	×	√
肺炎球菌疫苗(PCV13)	×	√
脊髓灰质炎疫苗	√	√
流感疫苗	×	√
麻腮风疫苗	√	√
水痘疫苗	×	√
甲肝疫苗	√	√
脑膜炎球菌疫苗	√	√
人乳头瘤病毒疫苗(HPV)	×	√
肺炎球菌多糖疫苗(PPSV23)	×	√
卡介苗	√	×
乙脑疫苗	√	×
麻风疫苗	√	×
白破疫苗	√	×

1.2 免疫接种相关组织

美国食品药品监督管理局(Food and Drug Administration,FDA)负责对疫苗研发者提供生产许可。FDA 下属的生物制品评价和研究中心(Center for Biologics Evaluation and Research,CBER)是负责保证美国上市疫苗的安全性、纯度和有效性的国家监督机构。对疫苗相关申请的审评,由 CBER 的疫苗研究和审查办公室、执法和生物制品质量办公室及生物统计和流行病学办公室共同完成。疫苗的研发过程极其复杂,从生产原料的检验到上市后的批签发和检定,疫苗生命周期的每一阶段均在 CBER 的严格监督之下。疫苗上市后,CBER 继续监督疫苗的生产和效果,以保证其持续安全有效。此外,CDC 负责疾病的流行病学监测、免疫规划支持和其他事务,其下属的免疫实施咨询委员会(Advisory Committee on Immunization Practices,ACIP)对疫苗使用提供咨询建议。国家免疫计划办公室(National Vaccine Program Office, NCPO)主任通过公共卫生署(Public Health Service, PHS)和其他政府机构协调疫苗工作。美国国立卫生院(National Institutes of Health, NIH)负责进行各种类型的生物医学研究并提供资金。卫生资源和服务部(Health Resource and Services Administration, HRSA)负责管理国家疫苗伤害补偿计划和其他事务。

我国免疫接种的相关工作由国务院卫生主管部门总体负责,各行政区划内具体的接种安排由各级疾病预防控制机构分别负责。同时,各级卫生健康委员会和药品监督管理部门共同负责本行政区域内疫苗质量和流通的监督管理工作。在专家咨询制度上,我国于1982年成立了卫生部医学科学委员会计划免疫专题委员会和6个区域性的计划免疫协作委员会,至今共经过3次演变,并于2017年10月成立国家免疫规划专家咨询委员会。同年12月,国家卫生计生委授权中国疾病预防控制中心组建了国家免疫规划技术工作组。

美国免疫接种不带有政府强制性,而我国公民需按照规定接种所有一类疫苗。两国均根据地区和人群流行病学特征确定了国家免疫规划疫苗品种。在负责免疫接种的组织架构上,两国均建立了适宜的行政组织和监管机构,但我国疫苗监管起步较美国晚,相关组织架构完善程度不如美国。

2. 招采模式

2.1 招采流程

美国疫苗采购分两块,VFC项目疫苗由国家CDC和疫苗制造商谈判、签订统一的联邦疫苗采购合同,以财政拨款的形式将资金提供给各州和地方的卫生机构,为州和地方卫生机构提供疫苗可预防疾病的监测和技术援助,并开展疫苗安全活动。其他儿童、成人疫苗可以由免疫提供者直接从疫苗供应商、第三方经销商和疫苗采购小组处购买疫苗。

在我国,疫苗主要采用CDC统一管理的模式。自2016年修订《疫苗流通和预防接种管理条例》后,两类疫苗均通过省级层面采购,接种单位不得向疫苗生产企业直接购买疫苗。一类疫苗首先由省级CDC根据本地区传染病预防控制需要,结合国家免疫规划,制定一类疫苗购买计划;由国家负责采购的部门统一招标,与中标的企业签订采购合同,由疫苗生产企业按照合同向省CDC供应一类疫苗。二类疫苗通过省级CDC组织各县(市、区)在省级公共资源交易中心平台上进行集中采购,具体采购方案在不同省区市之间存在差别,但总体框架一致。

2.2 疫苗生产企业

疫苗行业的市场集中度非常高,全球前五大疫苗生产商默克、赛诺菲巴斯德、葛兰素史克、辉瑞和诺华占据85%以上的全球疫苗市场份额。美国CDC网站上显示,其疫苗主要采购自这五大公司。相比之下,中国生物科学技术集团作为我国最大的疫苗生产企业,只占全球疫苗市场份额的2%,在疫苗种类、研发、技术和国际认可度等方面,与国外公司仍存在较大差距。我国疫苗生产企业虽数量庞大,但普遍规模较小,产业素质也有待提高。

美国VFC项目疫苗与我国一类疫苗类似,均由国家统一招标采购,以尽可能获得低价;对于其他儿童、成人疫苗,美国直接由免疫提供者自行订购,而我国二类疫苗目前采取省CDC组织、在省公共资源交易平台采购的方式进行采购。在疫苗的选择方面,美国的疫苗市场准入门槛远高于中国,只有经FDA批准上市的疫苗才可以进行州际运输流通,FDA至少每2年检查1次,确定疫苗生产工艺是否符合规定,达不到产品质量标准或不符合CGMPs的生产厂商将视其潜在危害程度暂停或取消其上市许可。

3. 疫苗运输

3.1 配送模式

疫苗从生产到接种的全过程始终需要处于冷藏设施设备规定的温度(2~8℃)中。储存和处理不当,都有可能减弱疫苗效价,导致接种者产生不完全的免疫反应,因此对疫苗运输和储存必须加以规范。目前,疫苗运输主要分两种模式:内部供应链和外包供应链。内部供应链模式指疫苗采购和流通的整个过程由政府部门管理,疫苗从生产企业配送到省级CDC,再依次到各级CDC,最后到接种单位。外包供应链模式指政府部门委托第三方具备资质的冷链物流公司进行疫苗配送,可降低整体运输成本,提升疫苗配送时效,温度控制更严格,更易增加疫苗的存储量和配送量。

美国将疫苗配送外包给第三方冷链物流公司,直接配送到接种单位,市场更加专业化,同时也节约了流通成本,减少了疫苗在运输过程中的损耗,提高了供应的可靠性。美国FDA要求疫苗生产厂商除了要对产品本身问题承担责任外,也要承担冷链运输中的管理职责,确保产品不会在运输过程中变质,对整个产品运输过程中环境的温度控制、温度变化监测提出了很高的要求。FDA要求疫苗应确保在上班时间交货,且装运与到货时间间隔不应大于 48 小时,一旦运达,应立即按照推荐的温度存储疫苗。在收货时,应检查疫苗包装目录和装箱单,检查所附的冷藏室和冷冻室温度标识,确保运输温度为 2～8℃,并对装运时间予以检查。

我国疫苗配送模式目前各省情况不一致。如江苏和广东等地,所有免疫规划疫苗均由市级 CDC 通过自身配备的冷链统一分发到各接种单位。北京、上海和天津等地区,已经出现由第三方冷链公司进行疫苗运输的方式:由省级 CDC 与疫苗生产商签订采购合同,疫苗生产商将疫苗冷链运输至指定的第三方冷链物流公司的冷藏库;第三方冷链公司再根据省级 CDC 制定的分发计划,按时将疫苗冷链配送至相应接种单位。如上海市从 2017 年开始,一、二类疫苗均由国药控股上海生物疫苗有限公司物流中心统一配送,配送频率为每月 2 次,特殊疫情时期可免费加送。

3.2　冷链设施

美国疫苗冷链物流技术的发展已经相当成熟,在药品运输过程中,不仅有自动温度控制设备,还采用自动温度检测设备和报警设备,实时记录、监控冷藏箱内的变化,保证药品不会发生质变。美国疫苗冷链物流技术主要采用的是无线射频识别技术(RFID)温度标签、导航卫星测时与测距全球定位系统(GPS)技术和无线通信技术温度传感技术的结合。美国疫苗厂商在生产出疫苗后就使用 RFID 技术,药品出库时在冷藏箱中放置带有温度传感器的 RFID 标签,把货物信息包括药品温度实时地储存在 RFID 芯片中。同时,每台运输车安装 GPS 无线传输系统终端。冷藏车辆运输全程中,车厢内的 RFID 温度标签将车厢内温度的变化数据信息,定时或实时通过 GPS 网络传送到企业的冷链信息管理系统平台。一旦运输存储途中温度出现异常,企业终端的信息系统就会自动报警。货物到达后,通过手持型读写器可批量读取货物及温度信息,实现了全程的温度信息瞬间获取,降低了人工成本及出错率。

2010 年中国制冷协会统计,我国冷藏保温汽车的社会拥有量为 4 万余辆,而美国拥有 20 余万辆;我国冷藏库容量约 3 800 万立方米,而美国在 2003 年就达到了 8 848 万立方米。由于成本高昂,RFID 技术与 GPS 技术还未在我国疫苗冷链运输中广泛使用。但近年来,少部分实力比较雄厚的疫苗生产厂商开始引进和使用 RFID 全程冷链管理系统,如上海市疫苗配送企业已经可以实现实时监测温度和报警。

我国由于幅员辽阔、人口密度和交通条件等因素,目前尚无法做到疫苗统一配送。另外,由于各省市经济发展不均衡、地理环境条件差异大,疫苗有效供应尚未得到充分保证,部分地区疫苗断供的情况时有发生。再者,我国冷链物流基础设施与美国相比仍存在较大差距,疫苗冷链物流体系尚未形成,仍处于落后的状态,在基础设施、冷链质量控制标准及现代信息技术运用等方面都存在较大的欠缺。

4. 监管体系

4.1 监管法律体系的建设

美国建立了严格和完善的药品审批制度,FDA 在疫苗管理方面具有很高的权威,负责对疫苗研发者提供生产许可。疫苗研发机构如要开展新疫苗研究,首先需要向 FDA 提交申请,申请内容包括疫苗安全信息、质量控制方法、临床试验方案等多个方面。疫苗研发机构须经过 FDA 审核批准后,才能研制新疫苗。CBER 是负责保证美国上市疫苗的安全性、纯度和有效性的国家监督机构。

1902 年,美国颁布了《生物制品控制法》,以确保疫苗的安全性、纯度和效价。随着时间的推移,美国立法部门不断加强对疫苗和其他生物制品的监管。美国国会重新编纂了 1902 年版《生物制品管制法案》,并将其纳入 1944 年颁布的《美国公共卫生服务法案》。2007 年版《食品药品管理修正法案》进一步保障了疫苗的安全性和有效性。此外,FDA 定期发布各种关于生物制品生产和临床评价的指南和指导文件,这些由 FDA 发布的文件虽然没有法律效力,但可提供有用和及时的建议,一些 FDA 法规和指导文件对审批疫苗上市产生直接影响。

目前,我国疫苗监管相关法律尚不完善,主要依据 2001 年出台的《中华人民共和国药品管理法》,以《疫苗流通和预防接种管理条例》《预防接种工作规范》《疫苗储存和运输管理规范》《疫苗用生物制品生产供应管理办法》《预防接种异常反应鉴定办法》等规范作为补充。《中华人民共和国药品管理法》没有对疫苗监管做出详细规定,只是在结尾处对疫苗监管做出一个授权性的规定——国家对预防性生物制品流通实行专项管理,具体办法由国务院另行制定。因此,2019年之前我国疫苗监管法律体系的框架基础是由国务院制定的《疫苗流通和预防接种管理条例》。但是,其法律效力远远小于全国人大所制定的法律的效力,这也是导致我国疫苗的安全监管在法律上一直"无法可依"的原因。

4.2 不良事件监测系统

美国通过被动监测和主动监测相结合的开放报告系统,对疫苗上市后的安全性开展广泛、高效的监测。该系统通过"疫苗不良事件报告系统(Vaccine Adverse Events Reporting System,VAERS)""疫苗安全性数据链(The Vaccine Safety Datalink,VSD)"和"哨点项目","三管齐下"实现了对疫苗不良反应进行广泛、公开的信息收集和高效、及时的反馈和应对。1955 年 Cutter 事件促使美国建立疫苗不良反应监测体系,其中 VAERS 是根据 1986 年《国家儿童疫苗伤害法案》(National Childhood Vaccine Injury Act,NCVIA)建立的项目,并且受美国 FDA 和 CDC 共同管理。建立这个报告系统的目的在于查明最新、独特或罕见的疫苗不良事件,监控已知不良事件的增加,查明特定不良事件中蕴含的风险因素,根据已报告不良事件的数量或类别识别相应的疫苗生产批次,以及评估新疫苗的安全性。VAERS 从接种美国上市疫苗后报告的不良事件(可能的不良反应)中收集和分析信息。VAERS 接收从医护人员、生产厂商和公众那里传来的与美国上市疫苗有关的任何不良事件报告。VAERS 系统不仅包括常规接种的儿童疫苗的不良事件报告,还包括接种任何疫苗后自愿报告的疑似不良事件报告。FDA 对 VAERS 报告进行持续性监测,以发现不良事件报告率的任何非预期的变动和异常。NCVIA 还强制建立了疫苗信息表制度,由医护人员向每位成年人或每名接种了 ACIP 推荐的常规儿童疫苗的儿童法定代表人分发疫苗信息表。目的是为了保证能为其提供有关疾病风险、接种疫苗的风险及获益的全面书面信息。其内容包括疾病信息、疫苗反应、降低重大不良反应风险的方法、禁忌证、疾病的高危人群及接种疫苗的获益、国家疫苗伤害补偿计划,以及联邦政府的推荐免疫程序。

在《疫苗流通和预防接种管理条例》出台前,我国疫苗安全监管一直由药品监督管理部门主要负责,各级 CDC 负责对基层医疗卫生机构的具体接种工作进行技术指导和实施。在该条例出台后,疫苗的监管单位由药品监督管理部门和卫生行政部门联合监管,前者负责疫苗质量和流通的监督管理工作,后者对预防接种工作进行监督。1988 年北京和上海等地共 14 家医疗机构开展了药品不良反应报告的试点工作。2005 年,我国正式建立针对预防接种不良反应(Adverse Event Following Immunization,AEFI)的监测系统,并通过全国预防接种信息管理系统进行网络直报。根据 2010 年发布的《全国疑似预防接种异常反应监测方案》,我国的 AEFI 监测实行属地化管理,对于需要调查的 AEFI,区、县级

CDC 应在接到报告后的 48 小时内展开调查,且 AEFI 的个案调查表需在调查开始后 3 日内完成。

4.3　疫苗损害赔偿制度

对于出现疫苗不良反应的受害者,美国认为国家有责任对其进行一定的赔偿,并积极落实国家责任,使疫苗伤害赔偿日趋制度化。美国于 1988 年开始实施"全国疫苗伤害补偿计划",其经费来源于每剂疫苗 0.75 美元的特别消费税。该计划是一个"无过失系统",即不强调追究哪一方责任,只要患者由于接种疫苗受到伤害,且接种疫苗被列入该计划的"疫苗伤害表"中,受害者提出申请并提供接种证明,则可自动获得赔偿。目前,美国的疫苗伤害赔偿制度已发展到较为完善的阶段。

我国关于疫苗损害赔偿的法律法规尚不完善。《疫苗流通和预防接种管理条例》规定,由一类疫苗引起的接种异常反应且需要给予补偿的,由政府相关部门在预防接种经费中支出;由二类疫苗引起的,则由生产企业承担;同时,鼓励借助商业保险等形式进行补偿。尽管《疫苗流通和预防接种管理条例》规定了不同疫苗分类对应的补偿主体和费用来源,但是没有给出具体的补偿标准和方案。针对这一问题,不同省区市颁布了一些疫苗赔偿损害的文件来应对疫苗接种不良反应的赔偿问题。上海市 2015 年出台的《上海市预防接种异常反应补偿办法》中,按照"分项目计算,按级别限额"的方式进行补偿,同时根据各类不良反应的特点建立了快速补偿通道。但是,各地区自行制定的补偿标准各不相同、随意性很大,极易引发"同命不同价"的现象。据 2016 年一项关于我国疫苗致损救济制度的研究显示,相同条件下,北京市的赔偿金额比四川省高几十万元。因此,我国亟须在国家层面制定出台相应的疫苗损害赔偿法律法规。

相较于美国,目前我国整体疫苗安全监管的法律体系仍待完善,2019 年以前主要以国务院《疫苗流通和预防接种管理条例》为基本框架,但整体法律效力较低,可以进一步参照美国,由全国人大制定相关法律。

5. 对中国的启示

5.1　健全疫苗审批、生产制度

可以借鉴美国疫苗审批管理经验,明确疫苗生产监管中的具体要求。明确对生产企业检验部门的要求;提高对质量授权人的资格要求;加强对疫苗生产过程中的监管,包括生产工艺、设施、环境、生产原料、辅料等;在疫苗临床前研究中,应对疫苗研发的风险收益加以衡量,考虑疫苗本身固有的毒性、杂质或污染物的毒性、组成成分之间相互作用产生的毒性、与引发的免疫防疫相关的毒性等;在开展临床研究时,应充分关注疫苗的流行病学效果,关注多针接种的必要性和科学性,选择最佳接种程序,确定接种人群的适当范围;同时要强化疫苗批签发管理,确保企业相关资料的真实性和完整性,确保抽样检查的规范性。政府也应该鼓励企业对传统疫苗进行升级换代,促进联合疫苗的开发,培育安全、有效的民族品牌。

5.2　强化疫苗储存和运输管理

从市场需求和企业长远发展来看,第三方冷链配送是未来疫苗运输的一大趋势。然而,目前国内还没有一家可以覆盖全国的医药冷链物流企业,现有的企业规模较小,地域分散,配送能力参差不齐。因此,要规范培养社会物流企业从事疫苗储运业务的资质,推动疫苗冷链物流的市场化;向优秀的冷链物流企业颁发"第三方冷链物流许可证",只有获得认证的企业才能从事疫苗储运业务,这样可以有效降低疫苗在冷链过程中的失效风险。同时,政府可给予获得认证的企业一定的财政补贴,帮助企业引进 RFID 和 GPS 技术,实现上、下游企业信息共享,对各种冷藏车和冷藏库进行全面、动态监控,以确保疫苗的安全性和有效性。

5.3　逐步完善我国疫苗相关法律体系

2018 年 12 月 23 日由全国人大常委会审议的《中华人民共和国疫苗管理法(草案)》,为我国疫苗监管的相关规范、条例提供了法律基础和框架。《中华人民共和国疫苗管理法》的正式出台,可以大大弥补《疫苗流通和预防接种管理条例》法律效力不足的问题。不过,法律的执行需要全社会协同参与,形成长效的监管机制。一方面,卫生行政、药品监督、流通管理政府部门需要明确监管职责,强化监管能力;另一方面,民众也要积极参与,对于生产企业违规和接种后不良反应,需要积极向有关部门反映。同时,政府应进一步完善疫苗不良反应监测和补偿制度,统一赔偿标准和经费来源。可以建立风险共担机制,由企业纳税和政府共同出资成立赔偿基金,由财政部门托管,这一模式能降低企业的运行风险,也有助于保障公众的健康权益和维护社会稳定。

四、中英在疫苗招采、配送及监管上的比较分析

作为全民公费医疗的代表性国家之一,英国于 1948 年开始建立其国家医疗

服务体系(National Health Service,NHS),该体系如今已发展成为欧洲最大规模的公费医疗制度体系,并被世界卫生组织(WHO)认为是世界上最好的医疗服务体系之一。作为这一体系的重要组成部分,免疫接种系统承担着保障英国民众健康的重任。尽管免疫接种在英国不带有政府强制性,但据英国政府发布的资料显示,近3年英国儿童的疫苗接种率超过了世界卫生组织规定的95%,从侧面反映出人们对 NHS 的高度信任和英国免疫接种工作的有条不紊。

1. 体系背景

1.1 免疫规划背景

英国所有的免疫接种工作均由 NHS 体系来执行。与中国一类和二类疫苗相似,英国的疫苗也分为两类:一是被纳入国家免疫规划的疫苗,由 NHS 统一采购并免费提供给公民接种;二是 NHS 未提供的疫苗和旅行疫苗,英国公民可自费接种。与 NHS 提供的疫苗相比,英国的私人疫苗市场规模微不足道。在接种政策上,英国仅在20世纪初是强制性执行的。

在疫苗种类上,由于英国并非甲肝和乙肝的流行地,故未将其纳入国家免疫规划中。另外,英国2~6岁儿童需每年注射一次儿童流感疫苗。纳入英国国家免疫规划的疫苗与中国一类疫苗的具体品种差异见表5-4-1(不包括成年人接种)。

表5-4-1 英国国家免疫规划与中国一类疫苗品种比对

疫 苗 种 类	中 国	英 国
乙肝疫苗	√	×
卡介疫苗	√	√
脊灰疫苗	√	√
百白破疫苗	√	√
白破疫苗	√	√
麻风疫苗	√	√
麻腮风疫苗	√	√
乙脑疫苗	√	×
流脑 A 疫苗	√	×

（续表）

疫 苗 种 类	中 国	英 国
流脑 A+C 疫苗	√	×
甲肝灭活疫苗	√	×
宫颈癌疫苗（HPV）	×	√
b 型流感嗜血杆菌疫苗（Hib）	×	√
肺炎疫苗	×	√
轮状病毒疫苗	×	√
儿童流感疫苗	×	√

1.2　免疫接种相关组织

英国免疫政策的制定和实施工作由卫生部主导，下设免疫接种处和采购投资商业局，前者负责制定免疫政策并支持实施，后者负责疫苗的采购和分发。疫苗接种和免疫联合委员会（Joint Committee on Vaccination and Immunization，JVCI）作为唯一提供有关免疫政策方面建议的法定专家委员会，其职权范围是：就传染性疾病和通过免疫接种可以预防的疾病的相关事宜，向卫生部部长提供建议。疫苗上市后的安全问题由英国药监局（The Medicines and Healthcare products Regulatory Agency，MHRA）负责监测，下设三个职能部门，分别为国家生物标准与控制研究所、临床试验研究数据链、药品和保健品管理局，共同致力于保护和促进公共卫生服务。人用药品委员会（The Commission on Human Medicines，CHM）会就疫苗的安全性、质量和功效问题向 MHRA 提供专家建议。

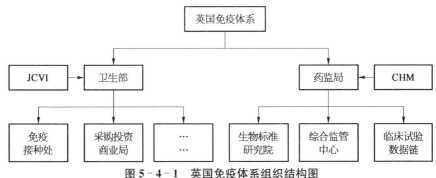

图 5-4-1　英国免疫体系组织结构图

2. 招采模式

2.1 招采流程

英国纳入国家免疫规划的疫苗由卫生部统一招标采购。首先,卫生部的免疫接种处会确定该疫苗的供应要求,包括品种和所需数量,并在欧盟官方期刊(Official Journal of the European Union, OJEU)及网站上刊登广告,以邀请疫苗生产企业投标。在选择疫苗生产企业时,原则上,卫生部的目标是最大化其预算所得的质量调整生命年(Quality-adjusted life years, QALY),目前的成本效益阈值设定为每 QALY 20 000 英镑,并且综合考虑该企业以往合同的安全性、有效性、可用性和价格等。合同期通常为一年加上延长一年的选择权,这为国家免疫规划可能发生的变化提供了灵活性。如果续约的话,也确保了疫苗的价格在第二年是保持不变的。其次,出于供应安全的考虑,只要有可能,一般会选择多个供应商。英国的全科医生通过政府指定的 ImmForm 网站订购疫苗,通常可以选择他们所青睐的生产企业的相关产品。

在我国,疫苗供应一直采用疾病预防控制中心统一管理的计划管理模式。自 2016 年《疫苗流通和预防接种管理条例》修订后,两类疫苗的采购均由省一级管理。对于一类疫苗,首先由省级疾病预防控制机构根据本地区传染病预防控制的需要,并结合国家免疫规划,制定一类疫苗的需求计划。接着,国家负责采购一类疫苗的部门会进行招标,并与中标的生产企业签订政府采购合同。疫苗生产企业按照合同规定的疫苗品种、数量以及价格等,向省级疾控供应一类疫苗,省级疾控还承担一类疫苗的分发工作。对于二类疫苗,省级疾控会组织各区县在省级公共资源交易平台上进行集中采购,不同省区市具体的采购方案不同,但总体框架一致。

2.2 疫苗生产企业

疫苗行业的市场集中度非常高,世界 5 大跨国疫苗生产商占据了全球市场份额的 80%。其中,排名第一的为英国的葛兰素史克公司(Glaxo Smith Kline),占全球市场份额的 24%,其产品主要基于先进的联合疫苗,且已开始使用基因技术研发新疫苗。相比之下,中国生物技术集团公司作为我国最大的疫苗生产企业,仅占全球市场份额的 2%,且在已有疫苗的种类、新疫苗研发、生产技术和国际认证的成熟性等方面仍有较大差距。就疫苗生产企业的数量而言,英国制药行业协会有 64 家注册公司,但其中只有 7 家获得了英国卫生部批准的疫苗生产资格。相比之下,我国疫苗市场的生产企业数量庞大,达45家,但规模普遍较小,产业集中度较低,产业素质也有待提高。

3. 冷链配送

疫苗从生产到接种都需要存储于医药级冷藏设备中,且规定的温度为2～8℃。目前,疫苗运输主要分两种模式:内部供应链和外包供应链。内部供应链是指疫苗采购和流通的整个过程由政府部门管理,流程上一般从疫苗生产企业到省级疾病预防控制中心,再到各级疾病预防机构,最后到接种单位;外包供应链是指为了在整个供应链中确保疫苗的质量和降低成本,政府部门会委托专业第三方冷链物流公司进行疫苗储存、配送服务工作,使用疫苗供应链外包策略来改善疫苗供应体系资源的不足和绩效。

英国的疫苗运输采用的是外包供应链,整个英国的疫苗储存和分发合同由卫生部通过竞争性招标得出,每3～5年拟定一份合同。现任承包商为Movianto UK Ltd,它从生产企业那里接收疫苗并妥善存放,每周或每两周将疫苗送到接种单位,配送费用由英国卫生部支付。

我国疫苗的配送不同于英国全权交付于一家物流公司,目前各省情况不一。通常,各级疾控机构均配备冷库和冷藏运输车,江苏和广东的所有接种疫苗均由市疾控中心通过冷链系统统一分发到各接种单位;也有一些地区开始积极探索通过政府购买服务的方式进行配送,如北京、上海和天津等。

4. 监管体系

4.1　监管法律体系的建设

英国的免疫接种虽然不带有政府强制性,但该国有广泛的法律框架,既可以激励医疗保健专业人员管理疫苗,也可以鼓励公民要求免疫接种。首先,英国法律框架的基础是《国民健康服务(NHS)宪法(2012)》,该法案赋予了英国公民疫苗接种的权力。其次,其疫苗安全方面的法律在遵从《欧盟药品管理条例》和《关于人用药品的欧洲议会及其理事会指令》的基础上,由基本法律《食品药品法》和专门规定的《疫苗损害赔偿法》等组成。同时,英国疫苗质量检测的法定标准为欧盟制定的《欧洲药典》。

2019年之前,我国疫苗质量监管的法律体系主要依据2001年出台的《中华人民共和国药品管理法》,以《疫苗流通和预防接种管理条例》《预防接种工作规范》《疫苗储存和运输管理规范》《预防用生物制品生产供应管理办法》等作为补充。但是，《中华人民共和国药品管理法》只在结尾对疫苗监管给予了一个授权性的规定——国家对预防性生物制品流通实行专项管理，具体办法由国务院另行制定。因此，更为准确地说，我国疫苗监管法律体系的框架基础是由国务院制定的《疫苗流通和预防接种管理条例》，其法律效力远远小于全国人大所制定的法律的效力。这就导致了我国疫苗的安全监管在法律上一直处于"无法可依"的状态。

4.2　不良事件监测系统

英国于 1968 年建立了自愿报告系统（Spontaneous Reporting System，SRS），因报告采用黄色的卡片以提高医务人员对药品不良反应，包括疑似预防接种异常反应（Adverse Event Following Immunization，AEFI）的警惕性，故自愿报告系统又被称为"黄卡计划"（如图 5-4-2）。目前，黄卡计划采取的是"主动监测"的方式，面向英国所有医生和患者，且可通过网站、电话、电子邮件等多种形式。报告者提交黄卡后，所有电子和纸质形式的报告会立即进入由 MHRA 管理的不良反应数据库。通过持续审阅黄卡报告和安全信号搜索，可以识别以前没有发现过的药品或疫苗的安全问题，并为后续进一步调查提供科学依据。黄卡报告的数据会与其他药品监管数据、医药文献，以及临床试验数据一起由药品安全专家团队进行评估。MHRA 会根据评估结果采取相应的监管行动，可能涉及调回疫苗，但更多的是对疫苗上市许可证的修订，如使用限制、剂量说明的改进等。

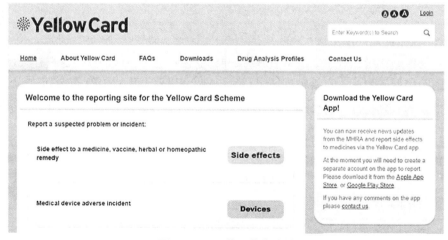

图 5-4-2　英国黄卡计划

我国于 1988 年在北京和上海等地共 14 家医疗机构开展了药品不良反应报告的试点工作。2005 年,我国正式建立专用于预防接种不良反应的 AEFI 监测系统,并通过全国预防接种信息管理系统进行网络直报。监测方式上,区别于英国的"主动监测",我国采取的是传统的"被动监测"方式,即需要家长主动向提供预防接种服务的门诊报告儿童接种后的不良反应情况,并由相关人员进一步报告给当地的疾病预防控制机构,由疾控内部人员填报 AEFI 监测系统,并展开后续的调查。这在监测的灵敏度上,较大程度依赖于患儿家长的报告意识,可能导致通过监测掌握的 AEFI 发生率低于实际发生率。在 AEFI 的后续调查上,根据 2010 年发布的《全国疑似预防接种异常反应监测方案》规定的"区县级疾病预防控制机构应在接到报告后 48 小时之内展开调查,且需在调查开始后 3 日内完成 AEFI 个案调查表",已经对调查时间有了明确规定,但在分析效率上与英国不同,英国会与其他药品监管数据、临床试验数据进行联合分析,而我国的 AEFI 数据目前主要集中在各级疾病控制中心,且 AEFI 监测系统与我国药品不良反应监测系统是互相独立的两个系统,缺乏沟通和协调,监测信息难以实现共享。

5. 对中国的启示

5.1　生产源头上,严格疫苗生产企业的准入标准

疫苗作为一种特殊的药品,对疫苗生产企业应实行严于一般药品生产企业的准入制度。相比英国只有 7 家获得卫生部批准的疫苗生产企业,我国有多达 45 家疫苗生产企业,但企业规模化、集中化程度均不高。对此,我国政府应在宏观政策上逐步引导行业集中度的提升,通过严格市场准入标准、加强产业规划、推进企业重组整合等方式,适当减少我国疫苗生产企业的数量,并在日常监管中对一些落后产能、不合规、单一品种的企业进行淘汰,形成以核心企业、骨干企业为主的行业格局。同时,这些核心骨干企业在新技术、新品种的研发上要起带头作用,加强企业研发投入,在疫苗种类、生产技术和国际认证等方面积极向国际水平靠拢。另外,还需进一步完善政府采购机制,加大对部分苗种的采购力度,并出台相应的应急预案,确保在严格疫苗生产企业准入标准的同时,保证国内疫苗的及时供应。

5.2　流通运输上,大力发展我国医药冷链物流业

疫苗生产企业的重心是新产品的研发、生产和质量控制,将疫苗的配送业务移交给第三方医药冷链物流公司,可以解决运输过程中温度把控的难题。即使

存在疫苗种类多、数量少或发货地零散的情况,物流公司依然可以充分整合资源,采用多仓联动,以发挥其行业优势。所以,从企业的长远发展和医药市场的需求来看,第三方冷链物流是未来一大趋势。为解决目前我国的医药冷链物流业普遍存在的企业规模小、流通效率低下、地域分散等问题,可以采取以下措施:首先,可以鼓励中小企业自行建立运输联盟,在同一条供应链中相互合作,确保在有充足、稳定货源的基础上,提高冷链设备的利用率;其次,针对我国偏远农村地区或山区的"末端配送"问题,可以在运输联盟的基础上,通过自筹基金的方式,成立医药冷链基金部门,并与各省市的药品监管部门合作,要求从药品生产企业、经营企业、医疗机构到零售药房等,定期上缴一定数额的医药冷链发展税(可以考虑按营业额的一定比例进行收取);第三,任何一个行业的发展都离不开相应人才的培养,目前我国的医药冷链物流人才缺口很大,亟需推进政府、高校、科研院所、医药企业、卫生机构等建立人才共育模式,构建适应当前医药物流环境下的"产-学-研"相结合的人才培养机制。

5.3 安全监测上,逐步完善我国疫苗监管的体系设计

针对目前我国疫苗监管中的难点和痛点,特别是疫苗基本管理和疫苗致损赔偿这两方面立法缺失的问题,应尽快完善疫苗监管制度的顶层设计,起草、修改相关法律法规。值得高兴的是,2019 年 6 月 29 日由全国人大常委会审议通过的《中华人民共和国疫苗管理法》,为我国疫苗监管的相关规范、条例提供了法律基础和框架。但值得注意的是,在这些法律和管理机制的落实上,有关部门要做好抓手,加大执行和考核力度,防止其沦为一纸空文。另外,作为国家疫苗监管体系重要组成部分的 AEFI 监测系统,也须在灵敏度和分析效率上进一步完善。一方面,可借鉴英国"主动监测"的模式,采用开放的、被接种者自主填报的方式,同时鼓励接种单位与被接种者主动沟通,引导家长认识预防接种有可能引发的不良反应,这样既提高了监测的灵敏度,也减轻了医务人员收集和整理数据的工作。另一方面,可积极打通我国的药品不良反应监测系统,并对接医疗系统,从而对相关的数据和案例进行更加深入的分析,有助于 AEFI 监测系统更好地发挥作用,从硬件上夯实我国疫苗安全监管的体系建设。

五、中澳在疫苗招采、配送及监管上的比较分析

澳大利亚被认为是全世界药品管理最严格、市场准入难度最高的国家之一,

其疫苗测试及注册系统是全世界最为严格的。澳大利亚疫苗可预防疾病（vaccine-preventable diseases，VPDs）的低发病率证明了国家免疫接种的服务、规划和政策的有效性。1928 年 1 月，澳大利亚昆士兰州疫苗事件的发生，推动了澳大利亚免疫管理体系的巨大变革。1975 年，澳大利亚启动了第一个由国家出资的，针对白喉、破伤风和小儿麻痹症的婴儿免疫规划程序。1989 年，澳大利亚联邦政府通过了《医疗用品管理法（Therapeutic Goods Act，TGA）》，规定药品在供应前务必进入澳大利亚药品登记系统（Australian Register of Therapeutic Goods，ARTG），同时确保药品的质量、安全性和有效性。1997 年，澳大利亚联邦政府发布的《国家免疫规划（National Immunisation Program，NIP）》，是澳大利亚健康政策最伟大的成功案例之一。此后，澳大利亚的免疫管理呈现联邦、州和地区政府之间的合作模式。2016 年，澳大利亚实施了终身免疫登记制度，成为世界上最早实施该制度的国家之一。

1. 体系背景

澳大利亚人口约 2 200 万，行政管理分为 3 个层次：联邦政府、州政府（新南威尔士州、维多利亚州、昆士兰州、西澳大利亚州、南澳大利亚州和塔斯马尼亚州）和 2 个地区政府（澳大利亚首都直辖区和北领地）、市级地方政府。《国家免疫规划（NIP）》是一项包括各级政府（联邦、州和地区）、医疗保健服务提供者、管理人员和研究人员的合作方案，通过资助免费疫苗接种、管理儿童免疫登记册及向公众和卫生人员传播有关免疫的信息来提高国家免疫覆盖率。该规划考虑到联邦、州和地区，以及市级政府的共同责任。联邦政府还向各州和地区提供资金，以便其在各自的管辖范围内提供免疫方案。

1.1　免疫规划背景

《国家免疫规划（NIP）》于 1997 年发布时，仅有针对 9 种儿童疾病的疫苗；而现阶段国家免疫规划时间表（NIPS，表 5 - 5 - 1）中涵盖了从出生到成年后特定时间进行接种的针对 17 种疾病的疫苗，为儿童、原住民、托雷斯海峡岛民及其他面临风险的人提供免费的基本疫苗接种服务。满足一定条件的人群，每年还有资格获得免费的流感疫苗。年龄低于 20 岁的居民、成年难民和出于人道主义对待的入境者均有资格免费获得追赶疫苗（即疫苗接种滞后或漏种，可以根据追赶计划补种疫苗）。

表 5‐5‐1　澳大利亚国家免疫规划表(2019 年 4 月 1 日更新)

儿童接种疫苗(也见流感疫苗)	
年　　龄	疾　　病
出生	乙型肝炎(通常在医院提供)[a]
2 个月 可以从 6 周龄开始	白喉,破伤风,百日咳(百日咳),乙型肝炎,脊髓灰质炎,乙型流感嗜血杆菌 b 型(Hib)肺炎球菌,轮状病毒[b]
4 个月	白喉,破伤风,百日咳(百日咳),乙型肝炎,脊髓灰质炎,乙型流感嗜血杆菌 b 型(Hib),肺炎球菌,轮状病毒[b]
6 个月	白喉,破伤风,百日咳(百日咳),乙型肝炎,脊髓灰质炎,乙型流感嗜血杆菌 b 型(Hib)
为原住民和托雷斯海峡岛民儿童和有医疗风险因素的儿童提供额外疫苗[c]	肺炎球菌
12 个月	脑膜炎球菌 ACWY,麻疹,腮腺炎,风疹,肺炎球菌
针对原住民和托雷斯海峡岛民儿童的其他疫苗	甲型肝炎
18 个月	b 型流感嗜血杆菌(Hib),麻疹,腮腺炎,风疹,水痘(水痘),白喉,破伤风,百日咳(百日咳)
针对原住民和托雷斯海峡岛民儿童的其他疫苗	甲型肝炎
4 岁	白喉,破伤风,百日咳(百日咳),脊髓灰质炎
针对有医疗风险因素的儿童的其他疫苗[c]	肺炎球菌
青少年接种疫苗(也见流感疫苗)	
年　　龄	疾　　病
12~13 岁(学校项目[d])	人乳头瘤病毒(HPV)[e] 白喉,破伤风,百日咳(百日咳)
14~16 岁(学校项目[d])	脑膜炎球菌 ACWY
成人接种疫苗(也见流感疫苗)	
年　　龄	疾　　病
15~49 岁 针对原住民和托雷斯海峡岛民和有医疗危险因素的人[c]	肺炎球菌

（续表）

成人接种疫苗（也见流感疫苗）	
年 龄	疾 病
50 岁及以上的原住民和托雷斯海峡岛民	肺炎球菌
65 岁以上	肺炎球菌
70～79 岁[f]	带状疱疹（带状疱疹）
孕妇	百日咳（百日咳）[g]、流感[h]
每年流感疫苗资助[h]	
6 个月及以上有某些医疗风险因素的人[c]	
所有 6 个月及以上的土著居民和托雷斯海峡岛民	
65 岁以上	
孕妇	

a（乙肝疫苗）：应在出生后尽快给所有婴儿注射；
b（轮状病毒疫苗）：首次剂量必须在 14 周龄时注射，第二次剂量必须在 24 周龄时注射；
c：有关所有医疗风险因素，请参阅当前版本的"澳大利亚免疫手册"；
d：请联系您所在州或地区的健康服务部门，了解有资格接种疫苗的学校；
e：遵守年龄和风险条件下的 Gardasil®9 给药时间表；
f：为年龄在 71～79 岁的人提供为期 5 年的追加疫苗，直至 2021 年 10 月 31 日；
g：首次剂量建议在妊娠 20～32 周；
h：有关年龄的推荐疫苗品牌，请参阅年度流感信息。

澳大利亚 6 个州和 2 个地区的卫生部门还为一些额外的疫苗提供资金，并有相应的免疫规划时间表，如澳大利亚首都直辖区免疫规划（ACT schedule）、北领地儿童免疫规划（NT childhood schedule）、新南威尔士州免疫规划（NSW schedule）等。

与澳大利亚大多数儿童资助疫苗不同，用于预防结核病（TB）的卡介苗（Bacille Calmette-Guérin，BCG）不是由《国家免疫规划（NIP）》资助的，而是由各州和地区政府资助和实施，除澳大利亚首都直辖区和塔斯马尼亚州外，其他州和地区均有卡介苗免疫政策或指南。考虑到医务工作者暴露于流感的风险增加，澳大利亚健康与医学研究委员会（NHMRC）建议每年对医护人员（包括医学生）进行流感疫苗接种，维多利亚州卫生服务部将此作为关键绩效指标。

1.2 强制免疫接种

1991 年，维多利亚州免疫覆盖率较低（＜85％），州政府开始对儿童接种

MMR(麻疹、腮腺炎、风疹联合疫苗)、DTP(白喉、破伤风、百日咳联合疫苗)和脊髓灰质炎疫苗进行立法,目前该法存在于澳大利亚8个州和地区。1997年,联邦政府倡议提高澳大利亚免疫覆盖率,提出包括给予父母和家庭医生经济奖励、为入学制定统一的免疫接种要求等建议。2001年,澳大利亚12个月期的免疫覆盖率为94%,而1997年为75%,说明对父母和医疗服务提供者的激励措施有助于提高免疫覆盖率。2013—2018年澳大利亚国家免疫战略的关键是提高所有儿童和成人的免疫覆盖率。由于高收入地区的免疫接种率低,故澳大利亚首次提出"不注射,无福利"的说法。对公共卫生方面的担忧,促使几个州政府出台了严厉的法律,对招收未接种疫苗的幼儿园征收高额罚款,最高达30 000澳元(约合24 000美元)。

1.3 免疫规划相关组织

免疫规划组织的建立,旨在确保良好的免疫政策的实施、治理和监管。一些关键组织向联邦政府提供免疫接种建议,并依据国家免疫规划提供新疫苗。澳大利亚主要的免疫规划组织名称及职能见表5-5-2。

表5-5-2 澳大利亚免疫规划组织名称及职能

组 织 名 称	英文名称(简称)	职 能
卫生保护办公室(卫生部相关部门,与主要利益相关者合作)	Office of Health Protection (OHP)	实施国家免疫规划(NIP),为NIP提供必需的疫苗;制定免疫政策,提供免疫技术咨询;与医疗用品管理局(TGA)就疫苗的使用进行联络
澳大利亚免疫技术咨询小组(卫生部下设组织)	Australian Technical Advisory Group on Immunization (ATAGI)	向卫生部提供咨询;成员包括:技术专家、消费者代表、全科医生、护士
国家免疫委员会	National Immunzsation Committee(NIC)	为NIP提供战略建议,代表疫苗提供者和消费者的需求
医疗用品管理局	Therapeutic Goods Administration(TGA)	监管包括疫苗在内的医疗用品
疫苗咨询委员会	Advisory Committee on Vaccines(ACV)	向卫生部和医疗用品管理局提供科学建议,侧重于疫苗的质量、安全性和有效性
国家健康与医学研究委员会	National Health and Medical Research Council(NHMRC)	为医疗健康研究提供资金,批准发布澳大利亚免疫手册

（续表）

组 织 名 称	英文名称(简称)	职　　能
澳大利亚儿童免疫注册机构	Australian Child Immunization Registry(ACIR)	提供疫苗注册,提供儿童疫苗覆盖率的反馈数据
国家免疫研究和监测中心	National Centre for Immunization Research and Surveillance(NCIRS)	监测疫苗研发和使用

多数组织与卫生部(DoHA)下设的澳大利亚免疫技术咨询小组进行互动,提供建议,制定政策和资金决策。由澳大利亚联邦政府资助的国家免疫研究和监测中心在支持澳大利亚免疫技术咨询小组的工作方面发挥了重要作用,药物福利咨询委员会(Pharmaceutical Benefits Advisory Committee,PBAC)在向联邦政府提供疫苗资助建议方面起到了关键作用。澳大利亚免疫技术咨询小组与国家免疫委员会有密切合作,确保疫苗交付事宜。

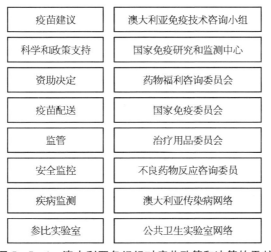

疫苗建议	澳大利亚免疫技术咨询小组
科学和政策支持	国家免疫研究和监测中心
资助决定	药物福利咨询委员会
疫苗配送	国家免疫委员会
监管	治疗用品委员会
安全监控	不良药物反应咨询委员
疾病监测	澳大利亚传染病网络
参比实验室	公共卫生实验室网络

图 5 - 5 - 1　澳大利亚各组织对疫苗政策和决策的贡献

1.4　免疫服务资金

20 世纪 90 年代,澳大利亚大规模免疫规划疫苗的公共资金来自国家健康与医学研究委员会;同时,委员会负责国家免疫手册的制定,并将该手册作为所有卫生专业人员遵循的国家临床指南。1997 年,联邦政府决定将这一职能转交给澳大利亚免疫技术咨询小组。2005 年,联邦政府立法将疫苗资助申请纳入透明和可预测的机制。2017—2018 年,澳大利亚用于购买疫苗和支持免疫接种服务的资金已从20世纪70年代中期的每年1 000万美元增加到4.6亿美元。药物福利咨询委员会建立了透明的疫苗资助流程,为国家免疫规划和药物福利规划(Pharmaceutical Benefits Program,PBS)提供资金。在此过程中,澳大利亚免疫技术咨询小组提供高水平技术资源,确保疫苗生产商和药物福利咨询委员会更好地了解人群福利和疫苗交付所有相关方面的情况。免疫技术咨询小组与州和地区政府、资金提供者进行长期互利的对话,确保充分了解供应问题及所有相关细节。不过,该机制更适合为儿童接种的疫苗,药物福利咨询委员会对免疫力持久和预期寿命等因素考虑得更多,低估了对老年人生活质量的潜在改善。如果疫苗被证明对老年人有效,但不满足药物福利咨询委员会的要求,可以通过其他机制进行补贴,以改善老年人对疫苗的获取。成人和儿童之间疫苗资助的免疫覆盖率存在较大差距,解决为老年人提供免疫资金补贴机制中的不公平问题对于提高获取和接种疫苗的公平性非常重要。

1.5 新疫苗建议流程

新疫苗在获得许可之前,由澳大利亚免疫技术咨询小组提供技术建议。疫苗生产商和澳大利亚监管机构——医疗用品管理局之间的沟通至关重要,并且已建立了基本流程。(图5-5-2)

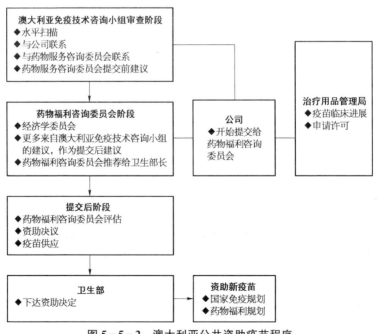

图5-5-2 澳大利亚公共资助疫苗程序

2. 招采模式

2.1　国家采购基本疫苗

国家免疫委员会在疫苗供应和定价方面实现国家一致性，并制定国家政策。国家免疫委员会通过澳大利亚传染病网络向澳大利亚卫生部长咨询委员会提交报告。国家免疫委员会的成员包括卫生专业人员、消费者、研究人员，以及来自联邦、州和地区政府的相关人员。自 2017 年 7 月以来，澳大利亚联邦政府代表各州和地区集中采购《国家免疫规划（NIP）》中所需的所有基本疫苗，实现"物有所值"，并提高疫苗采购工作的效率。政府（联邦、州和地区）与疫苗生产企业密切合作，以支持基本疫苗的供应，同时继续监测全球疫苗供应的趋势和问题，以了解对当地的潜在影响。

2.2　地区采购补充疫苗

卡介苗可通过当地卫生部的免疫部门（南澳大利亚州、维多利亚州和西澳大利亚州）、医院（新南威尔士州、北领地）或中央药房（昆士兰州）等途径采购。据报道，各州或地区对卡介苗需求的测量方法各不相同。新南威尔士州、北领地和昆士兰州是根据前一年的使用量估算次年的使用量；在西澳大利亚州，中央诊所定期监测使用情况；在维多利亚州，最新的测量方法已从使用前一年的估计数字改为更详细的实际和预期需求图，包括按月计算的待接种儿童人数、从转诊到接种的平均等候时间，以及按月、年龄、性别和父母原籍国接种的儿童人数。卡介苗的经常性短缺和不确定性供应对州或地区卡介苗的可获得性产生了显著影响。

3. 疫苗储存维护

澳大利亚各州和地区已同意努力提供确保疫苗成本效益的免疫接种服务，包括减少浪费（由于冷链破坏或其他损害造成的疫苗损失）和随意使用（未经授权使用疫苗）。与《国家免疫规划（NIP）》密切相关的关键风险是疫苗的安全运输、储存及冷链的维护。2005 年，联邦政府发布《全国疫苗储存指南》，鼓励供应商争取"5℃"，以保持疫苗的安全性和有效性。

3.1　疫苗接收储存

免疫接种提供者负责订购疫苗并保持适当的库存水平，以满足门诊接种规划的需求，同时不超过冰箱的容量。确保在接收新配送疫苗时轮换库存，以防疫苗因接近到期而造成浪费。接种单位在接受新配送疫苗的过程中,重要的工作是确认疫苗在运输过程中保持冷链,且疫苗的完整性没有受到损害。在接受配送疫苗并将其转移到专用冰箱之前,检查冷链监测器并记录疫苗的最低/最高温度;如果冷链监测器被激活,要立刻联系当地(州)的疫苗中心。疫苗储存的自我审查每年进行一次,若出现设备或冷链违规,则增加审查频率。

3.2　冷链维护管理

冷链从疫苗生产开始,经过州或地区疫苗分发中心和免疫服务提供者,直到疫苗接种时结束。所有疫苗必须在2~8℃的建议温度范围内储存,每天应检查并记录疫苗冰箱温度2次,以保持疫苗的有效性。如果温度低于2℃或高于8℃,应将疫苗隔离在冰箱中并贴上"不要使用"的标签,在公共卫生部门提供建议之前不要丢弃疫苗,可将这些疫苗转移到备用的监控冰箱或冷却器,并确保疫苗可以继续储存在2~8℃。如果疫苗在数小时后发生破坏,须将疫苗隔离至下一个工作日,并在疫苗冷却器温度图表上记录温度。需下载过去一周的数据记录报告,并完成冷链违规报告表,在工作时间内尽快联系当地公共卫生部门及相关卫生专业人员。免疫提供者应确保所有卫生专业人员接受疫苗储存和冷链管理方面的培训,使员工有效管理冷链。鼓励所有负责冷链管理的人员完成该培训,包括管理人员、清洁工、全科医生和护士。免疫提供者必须向当地公共卫生部门报告所有冷链违规行为,可提前下载并打印《冷链违规协议流程图》,放置在专用的疫苗冰箱上,为专业人员提供参考。

4. 疫苗监督管理

4.1　疫苗安全监测

澳大利亚医疗用品管理局和疫苗生产公司密切关注疫苗的安全性。医疗用品管理局通过多种方式进行测试和监测,包括进一步的临床试验及国家监测的严重副作用,并公开数据;通过跟踪接种过疫苗的儿童和成人,不定期询问他们是否有不良反应,以监测疫苗的安全性;一般群众可以向医疗用品管理局在线报告不良反应事件,或与药剂师直接沟通,由药剂师提供报告并对如何处理提供建议,也可以向所在州或地区的卫生服务机构报告接种疫苗的相关事宜;医疗用品管理局定期审查这些报告,将报告提交给疫苗咨询委员会;疫苗咨询委员会为疫苗上市前和上市后的安全性向医疗用品管理局和卫生保护办公室提供咨询服务。

澳大利亚政府资助建立了 AusVaxSafety 国家监测网络,这是一个世界领先的主动监测系统,可以利用监测血清来观察人群免疫力随时间的变化,确定新出现的疫苗可预防疾病的趋势和模式,并能够实时跟踪澳大利亚的疫苗不良事件。疫苗咨询委员会支持疫苗注册和进入市场,并就免疫接种后不良事件的持续监测和技术调查提供咨询意见。

4.2 疫苗使用监管

所有投入使用的疫苗必须在澳大利亚医疗用品管理局注册,必须确保疫苗都是安全有效的。一旦查出假药,根据澳大利亚《医疗用品管理法(TGA)》,将对违规者进行刑事和民事双重处罚,最长可判处 7 年监禁。澳大利亚卫生保护主要委员会(Australia Health Protection Principal Commitee,AHPPC)负责对免疫接种进行监督,包括对澳大利亚传染病网络、国家免疫委员会和领地免疫协调员(Jurisdictional Immunisation Coordinator,JIC)的监督。

5. 对中国的启示

5.1 落实相关政策规范,设立统筹管理部门

明确规定相关单位和个人在疫苗的采购、配送、接收、冷链、储存等一系列过程中的职责和义务;对儿童免疫接种进行立法,实施儿童基本疫苗的强制免疫接种,同时规范免疫接种的流程。设立统筹管理部门,并配备专职人员管理疫苗招采、免疫接种等相关工作;建立免疫咨询组织或部门,提供技术或建议支持。各级财政应合理分担并足额保障各级疫苗管理及免疫接种人员的编制和基本经费,提高免疫工作人员的工作积极性。同时,扩充冷链管理人员的招录,并定期举办冷链维护的相关培训,不断更新知识,以适应疫苗供应链的发展变化。

5.2 完善招标采购模式,加强不同地区联动

落实省级机构非免疫规划疫苗遴选职责,设置免疫规划专家咨询委员会协助疫苗遴选工作。健全跨部门联动处置机制,保证采购业务的顺利进行。建立非免疫规划疫苗招采的效果指标体系,进行成本效果、成本效益或成本效用分析,并考虑因冷链中断或其他损害造成的疫苗损失。对于偏远地区,可借鉴对口援建模式,探索地区搭配式采购,如上海和青海捆绑在一起进行招标,企业在应标时可综合考虑区域间利润平衡的问题。

5.3 统一温度控制管理，规范超温疫苗处理

加大对各环节冷链设备的维护和资金投入，加强对各环节冷链温度的远程实时监控，实现位置跟踪、流程追溯等。疫苗应在规定的 2～8℃下储存运输，但相当一部分疫苗有良好的热稳定性，即在高于此温度下，也能保证安全性和免疫效果。省级疾控和药监部门应联合出台统一的温度验收标准，在生产企业提供产品稳定性试验报告的前提下，对冷链过程中出现温度短暂超限是否可以让步放行进行明确规定，避免不必要的疫苗损耗。可将此标准打印后，贴在冰箱或冷柜上，为工作人员提供快速参考。

5.4 推动信息系统建设，加强全程追溯管理

借助现代化的"互联网＋"技术，加快推进国家疫苗信息化管理系统建设，实现国家平台与省级平台互联互通，以及预防接种信息跨省异地交换，解决跨省市流动人口疫苗管理难题，提高我国疫苗管理水平和效率。实现"疫苗追溯码、疫苗产品编码、冷链设备编码、接种儿童代码、接种医生代码"的"五码联动"管理，做到最小包装的每一支疫苗全过程可追溯。卫生行政部门和药品监督部门可通过管理系统，对整个地区的疫苗业务和冷链设备运转情况进行实时监管。

六、我国和亚洲部分国家在疫苗招采、配送及监管上的比较分析

我国地处亚太地区，与周边邻国有着密不可分的合作和联系。亚太地区各国之间经济发展和公共卫生事业发展不平衡，且由于地理环境和疾病流行的差异性，不同国家对疫苗种类的需求和配送管理要求各有特点。日本、泰国和越南是亚太国家中疫苗覆盖率较高、配送系统相对完善的国家。本节通过对日本、泰国和越南这 3 个国家免疫规划和配送系统进行梳理和总结，并与我国进行比较分析，旨在为完善我国的疫苗配送管理提供参考。

1. 免疫规划背景

我国自 1978 年起开始实施儿童计划免疫，后引入免疫规划的概念，预防接种工作逐步与国际接轨。2005 年以后，我国陆续出台了《疫苗流通和预防接种管理条例》《预防接种管理规范》《疫苗储存和运输管理规范》和《预防接种异常反应鉴定办法》等法规文件。2019 年 6 月出台了《中华人民共和国疫苗管理法》，

对疫苗的使用和管理、冷链运输、预防接种服务和预防接种异常反应与事故报告等方面做出了明确规范要求。我国疫苗分两类：一类是国家免疫规划疫苗，由国家支付疫苗和接种费用，要求儿童必须接种，我国国家免疫规划疫苗包括14种，可预防的传染病有15种；另一类是非国家免疫规划疫苗，以预防控制疾病、满足群众预防保健需求为目的，遵循知情、自愿、自费原则接种，是对国家免疫规划疫苗的一种补充。

亚太不同国家或地区儿童免疫计划有所差异。由表5-6-1可见，2010年12个亚太国家或地区疫苗实施计划均包括的疫苗有：白喉-破伤风-百日咳（DTaP）疫苗、脊髓灰质炎疫苗和麻疹疫苗。日本是其中唯一没有将乙肝疫苗纳入国家免疫规划的国家。在日本，乙肝病毒携带者母亲所生的新生儿和其他婴儿可选用乙肝疫苗。除澳大利亚和新西兰外，所有国家的国家免疫规划（NIPs）中都含有卡介苗（BCG）。疾病流行的地区差异在决定哪些疫苗应纳入国家免疫计划中起着重要作用。例如，日本脑炎（JE）疫苗接种常规用于日本、韩国、泰国，以及我国台湾地区和马来西亚沙捞越州的儿童，因为JE在这些地区普遍存在。另外，虽然各国或地区的卫生部门都建议进行季节性流感疫苗接种，但在大多数国家，这仍然是可以选择而非强制性的。在我国台湾地区和韩国，由政府向儿童、老年人和其他高危人群提供免费流感疫苗。

日本免疫法也将疫苗分为两类：常规推荐疫苗和自愿接种疫苗。日本现行国家免疫规划包括6种疫苗（预防8种目标疾病），其余可用疫苗被归类为自愿接种疫苗，人们需要自付费用，才能获得接种。这导致自愿接种疫苗的接种率很低，目标疾病的发病率较高。两者之间的具体差别见表5-6-2。

2013年4月，日本对免疫法进行了重大修订，最重要的变化是：① 在国家免疫规划中纳入3种新疫苗（Hib、PCV7和HPV疫苗），并继续讨论是否将其余重要疫苗纳入国家免疫规划；② 政府对免疫接种的进一步资助；③ 疫苗接种时间的变化；④ 建立新的国家免疫政策委员会；⑤ 启动疫苗不良事件报告系统的立法授权及发展国家免疫政策。以前，日本法律要求疫苗的免疫预算由国家和地方政府平均分配。然而，国家的财政支持不足是一个严重问题，给地方政府财政造成了负担。修订后的法律将国家的财政支持从50%增加到90%，减轻了地方政府的财政负担。

泰国于1977年正式启动全国扩大免疫规划（EPI），扩大和加强了原有的免疫服务基础设施。图5-6-1是泰国的国家免疫框架。泰国的公共卫生基础设

表 5-6-1 2010 年 12 个亚太国家或地区的儿童免疫规划疫苗品种对比

	澳大利亚	柬埔寨	印尼	日本	韩国	马来西亚	新西兰	菲律宾	新加坡	泰国	越南
卡介苗	×	√	√	√	√	√	×	√	√	√	√
乙肝疫苗	√	√	√	×	√	√	√	√	√	√	√
百白破疫苗	√	√	√	√	√	√	√	√	√	√	√
脊髓灰质炎疫苗	√	√	√	√	√	√	√	√	√	√	√
b 型流感嗜血杆菌疫苗（Hib）	√	√	×	×	×	√	√	√	×	×	
麻疹疫苗	√	√	√	√	√	√	√	√	√	√	√
水痘疫苗	√	×	×	√	√	×	×	×	×	×	×
日本乙型脑炎疫苗	×	×	×	√	√	√	×	×	×	√	×
轮状病毒疫苗	√	×	×	×	×	×	×	×	×	×	×
肺炎双球菌疫苗	√	×	×	×	×	×	√	×	√	×	×
流脑疫苗	×	×	×	×	√	×	×	×	×	×	×
流感疫苗	√	×	×	×	×	×	×	×	×	×	×
甲肝疫苗	√	×	×	×	×	√	×	×	×	×	×
人乳头瘤病毒疫苗	√	×	×	×	×	×	×	×	×	×	×

表5－6－2　日本儿童国家免疫规划与自愿接种疫苗比较

	国家免疫规划疫苗	自愿接种疫苗
受免疫法监管	是	否
疫苗费用	几乎免费（由政府和地方部门提供）	自费
疫苗副作用补偿机制	依据免疫法	依据药品与医疗器械局（PMDA）规定
疫苗种类	百白破疫苗 卡介苗 脊髓灰质炎疫苗 麻疹风疹疫苗 日本乙型脑炎疫苗 白喉破伤风疫苗	b型流感嗜血杆菌疫苗（Hib） 7价肺炎球菌结合疫苗 乙型肝炎疫苗 腮腺炎疫苗 水痘疱疹疫苗 人乳头瘤病毒疫苗 流感疫苗 甲型肝炎病毒疫苗 轮状病毒疫苗

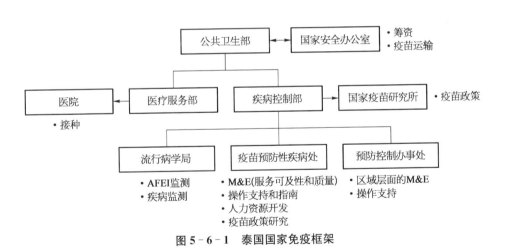

图5－6－1　泰国国家免疫框架

施旨在覆盖农村和城市地区的所有人口,在该国926个地区,每个地区至少设有一家社区医院,每个分区设有一家医疗保健中心,扩大的免疫规划已完全被纳入基本卫生服务。目前,泰国EPI包括涵盖以下10种疾病的疫苗:结核病(BCG)、乙肝、白喉、破伤风(TT)、百日咳、脊髓灰质炎、麻疹、腮腺炎、风疹和日本脑炎(JE)。除婴儿EPI疫苗外,自2004年以来,泰国还向医护人员提供流感疫苗;自2008年以来,也开始向某些慢性病患者提供流感疫苗。

越南《疫苗接种中疫苗的管理和使用指南》规定的疫苗使用管理原则是：① 只有获得疫苗接种资格证书的医疗机构才可以开展疫苗接种活动；② 只有固定的疫苗接种机构才能获得疫苗接种资格证书；③ 获得疫苗接种资格证书的医疗机构必须按照本通知的规定，定期保持实施疫苗接种活动的条件；④ 具有疫苗接种功能的政府医疗机构必须按规定组织疫苗接种活动，有新生儿的卫生机构必须按规定对新生儿进行疫苗接种；⑤ 使用 EPI 范围内的疫苗进行疫苗接种。

2. 招采模式

我国《疫苗法》规定：国家免疫规划疫苗由国务院卫生健康主管部门会同国务院财政部门等组织集中招标或者统一谈判，形成并公布中标价格或者成交价格，各省、自治区、直辖市实行统一采购。国家免疫规划疫苗以外的其他免疫规划疫苗、非免疫规划疫苗由各省、自治区、直辖市通过省级公共资源交易平台组织采购，各省也会根据自身情况略有不同。

在泰国，EPI 疫苗的采购、技术支持和评估在国家层面开展，同时将负责该计划实施的权力下放到该国的 76 个省卫生厅。泰国公共卫生部已经建立了一些有关免疫接种的原则和政策，包括人人有权免受疫苗可预防的疾病的伤害；将免疫接种纳入基本保健服务；免费向所有人提供安全、高质量的免疫接种服务，根据国家政策，政府部门的医院和医疗保健中心必须免费提供 EPI 包含的所有免疫接种，只有私立医院和诊所可能会收取这些服务的费用。免疫接种服务及其他预防和治疗服务由国民健康保险计划（NHIP）资助，该计划成立于 2002 年，适用于所有未被其他健康保险覆盖的人；其他健康保险计划（例如社会保障计划）适用于私营部门员工和政府员工。

3. 冷链配送

我国 2017 年最新修订的《疫苗流通和预防接种管理条例》中对疫苗冷链运输机构、冷链设备装备水平、冷链温度监测管理水平和疫苗储存、运输中的管理工作都作了进一步的规范：疫苗上市许可持有人、疾病预防控制机构可自行配送疫苗，也可以委托符合条件的疫苗配送单位配送疫苗，且配送非国家免疫规划疫苗的疾病预防控制中心可以收取储存、运输费用；疫苗配送单位应当遵守疫苗储存、运输的管理规范，保证疫苗质量。

日本有世界上先进的条形码技术与温度传感器技术，可以通过载入地图系统实现合理路线规划，提高配送效率；日本合理规范低温性药品运输，禁止疫苗全国性运输而只能进行区域性运输，以减少疫苗运输风险。日本疫苗监管的信息化水平也很高，监管部门可以利用电子手段监测疫苗管理的全过程。

越南采用 EPI 疫苗供应链，根据世界卫生组织的覆盖率估算，越南有一个运作良好的疫苗供应链，使大多数 EPI 疫苗的覆盖率超过 90%。当地制造商生产多种疫苗并将其运送到国家冷藏库或直接送到 4 个区域冷藏库。进口疫苗，如五价疫苗(白喉-破伤风-百日咳疫苗、脊髓灰质炎疫苗、b 型流感嗜血杆菌疫苗)运输到区域库之前，先运到国家冷库，然后经过越南卫生系统的 4 个区域冷藏库，并在省和地区各级储存，然后进入社区保健中心。一般来说，每月只向社区级机构提供 1~3 天的疫苗，用于每月 1 天的免疫接种，其他时间疫苗不会储存在社区一级，除非在一些为疫苗提供了冰箱的偏远社区。在越南，疫苗必须根据需要，并以适合疫苗制造商要求的温度储存在冷链系统中，并在运输过程中配备监测疫苗温度的设备。疫苗必须在制造商向卫生部登记的温度下保存，按照疫苗接种机构规定的冷链要求分开储存，不得与其他产品一起保存，同时应监测疫苗的日常温度和储存条件。

2009 年前，泰国 EPI 疫苗的采购和分发由疾病控制部(DDC)负责，隶属于卫生部(MOPH)。2002 年前，采购疫苗 DDC 向 MOPH 提出预算申请，并通过招标程序从生产商或经销商处购买疫苗；政府药品组织(GPO)是一个半官方组织，负责采购疫苗和药品，并为 MOPH 分发药品。2002 年，泰国根据"国家健康安全法"成立了泰国国家卫生安全办公室(NHSO)，它是一个由国家卫生安全委员会管理，并由公共卫生部部长担任主席的公共自治组织，旨在管理国家健康保障基金和向泰国公民提供全民医疗保健。2002 年医疗改革之后，EPI 的预算是根据 NHSO 管理的全民医疗保险计划支付的，NHSO 一直负责管理疫苗的 EPI 融资。在此系统下，由 DDC 负责管理疫苗供应链和物流系统。从生产商/进口商向 MOPH 的中央仓库运送疫苗，再运送到 12 个预防和控制区域办事处，然后到 76 个省级保健办事处，最后向约 10 000 个保健机构(包括医院和保健中心)提供疫苗。该系统包括多个分配步骤，有些步骤可能导致疫苗过期和浪费，以及在某些分布点的过量库存。此外，由于缺乏报告制度，库存控制和疫苗损耗无法追溯，现有冷链设备的更换和维护成本也很高。为了简化疫苗供应和物流系统并改进信息流，NHSO 和 DDC 于 2009 年启动了一个试点项目，将疫苗供应管理外包给GPO。GPO引入并管理供应商库存(VMI)系统,同时与一家私营物流公司分包,在76个省中的28个省分发疫苗产品。在试验阶段,由DDC采购的疫苗直接从GPO的中央仓库分发到省级/地区医院的药房部门和当地保健中心的初级保健单位(PCU)。(图5-6-2)

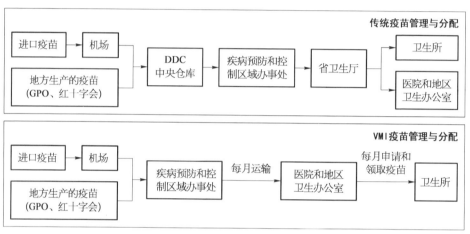

图5-6-2 泰国传统和VMI供应链系统比较

在VMI系统中,疫苗供应链从GPO仓库开始,直接进入地区仓库(省和地区医院),然后从地区仓库转到PCU(保健中心或医院免疫诊所)。在传统系统中,该系统自疾病预防和控制中心药房的中央仓库开始,从地区仓库(疾病预防和控制机构办事处)到省级仓库(省级保健办公室),然后到地区仓库(地区卫生办公室和医院),直至PCU。VMI是一种简化的库存管理和订单执行方法,涉及供应商和客户(如分销商、零售商、原始制造商或产品最终用户)之间的协作,从而改变传统的采购和分销流程。客户以电子方式向供应商发送日常需求信息。供应商根据需求为客户生成补充订单。该流程以客户的库存水平、填充率和交易成本的共同商定目标为指导。VMI的目标是调整业务目标,并为供应商及其客户简化供应链操作。VMI的主要优点是降低成本和改善客户服务,大大降低了库存携带成本和库存问题,同时也提供了使库存和运输决策同步的能力。

在韩国,疫苗的冷链运输中必须遵循与疫苗管理相关的原则,如安装温度计、保持适当的温度、记录温度和疫苗在冰箱内的位置、解冻冷冻疫苗,以及检查专门用于疫苗储存的冰箱,以确保注射疫苗的温度。韩国为相关人员配备了教育手册,内容如下:① 接收疫苗时,保持冷链,检查包装是否已被损坏,并检查有效期;② 储存疫苗时,适宜的温度为 2～8℃;③ 每小时记录冰箱的温度;④ 保留过去 2 年的每日温度记录;⑤ 在冰箱中央安装冰箱温度计;⑥ 不要将疫苗储存在容易发生温度变化的区域,如冰箱门架或冰箱前部;⑦ 不要将其他种类的药物或食品放在疫苗冰箱中;⑧ 根据疫苗类型储存疫苗,以便区分;⑨ 过期的疫苗需要立即丢弃;⑩ 在停电的情况下,应急电源需要每周检查一次;⑪ 需要记录多剂量小瓶的开放时间;⑫ 打开的疫苗不要再次存放,第二天不能再使用。

4. 伤害补偿制度

我国实行预防接种异常反应补偿制度,实施接种过程中或者实施接种后出现受种者死亡、严重残疾、器官组织损伤等损害,属于预防接种异常反应或者不能排除的,应当给予补偿。补偿范围实行目录管理,并根据实际情况进行动态调整。接种免疫规划疫苗所需的补偿费用,由省、自治区、直辖市人民政府财政部门在预防接种经费中安排;接种非免疫规划疫苗所需的补偿费用,由相关疫苗上市许可持有人承担。国家鼓励通过商业保险等多种形式对发生预防接种异常反应的受种者予以补偿。预防接种异常反应补偿应当及时、便民、合理。预防接种异常反应补偿范围、标准和程序由国务院规定,各省区市制定具体实施办法。

在韩国,AEFI 管理系统始于 1994 年,2000 年引入了通过电子文件传输 AEFI 报告的系统,并且所有系统在 2001 年前都已计算机化;2001 年,韩国的传染病控制法要求医疗保健专业人员向公共卫生中心报告所有注意到的 AEFI;2005 年,该系统引入了基于互联网的报告系统,使报告更加便利。目前,韩国的疫苗安全管理系统由四部分组成:快速反应系统、AEFI 监测系统、AEFI 调查系统和疫苗伤害补偿计划(VICP)。韩国疾病预防控制中心(KCDC)和国家免疫规划部对 AEFI 实施常规和临时监测措施,并对某些 AEFI 进行流行病学调查,如严重不良反应或聚集性的 AEFI。

日本在 1994 年和 1999 年两次修改《预防接种法》后,形成了突发疫苗事故的解决方案,其核心是结果责任原则。方案规定,只要是由预防接种导致的损害,经认定后都能获得一定的补偿金,包括医药费、一次性死亡补助金、残疾人补助和丧葬金等。这种严格的法律规定使得疫苗案件发生后,能够最大限度地保障民众利益。日本在疫苗安全事件后的救济工作尤为突出,规定也尤为明确和细致,若接种导致死亡,要处以 4 250 万日元的罚款,并且每年还要付给家属相应赔偿。接种疫苗伤害救济制度只在极少数情况下提供救济,即一个人患病、残疾或死于疫苗接种的副作用。该法在 1976 年修订后首次引入，1994 年修订后得到改进。认证过程始于疫苗接种后健康损害报告所在的市政当局。市政府首先成立一个调查委员会，由专家和医学协会成员等组成。该委员会收集有关案件的信息，包括疫苗接种时的情况及其他接种疫苗的儿童的状况，并将它们组织成文件，通过县政府提交给厚生劳动省（MHLW）。该文件具体提交给由 MHLW 建立的疾病和残疾证书审查委员会，该委员会负责检查疫苗接种与接种人健康状况之间的因果关系，MHLW 将根据此次检查的结果发布证明。

在越南，当疫苗接种发生副作用时，免疫机构的负责人必须做到以下内容：立即停止免疫接种；接种疫苗后出现严重并发症的，应紧急治疗和诊断；如果超出其救治能力，有必要将接种疫苗后发生严重事故的人员转移到最近的医院，记录完整信息和疫苗接种期间使用的所有疫苗的统计数据，按规定报告上级；疫苗接种后发生严重事故后 24 小时内，卫生服务机构应组织调查，卫生署必须组织省专业咨询委员会会议，以确定事故原因；如果怀疑是因疫苗质量而发生接种后的严重事故，卫生部主任将做出暂停使用疫苗以避免严重并发症的决定；当得出与疫苗质量无关的结论时，卫生部主任将决定允许再次使用该疫苗批次，并通知药品管理局。

5. 小结与启示

总体而言，日本、泰国和越南的疫苗管理各有特点。日本是信息化技术在疫苗配送管理中应用得比较好的国家之一；泰国在将疫苗供应管理外包给 GPO 并引进 VMI 系统后，也形成了高效完备的冷链配送模式；越南疫苗配送管理的特点是疫苗储存和服务区域较集中，这些国家的配送管理经验可以为改善我国的疫苗管理提供一些参考。

为提升疫苗配送的效率，完善监管追溯制度，建议将信息化技术充分应用于疫苗配送管理。国家免疫规划内的免疫规划疫苗招标采购程序相对完善，关于非免疫规划疫苗的销售渠道、冷链储存、配送等流通环节也有明确的规定及全程追溯制度，但冷链配送实时温度监测结合 GPS 监控的方式成本高、时效性较差，我国疫苗配送管理的技术基础较薄弱。或可参考国外药品所推行的 GS1 码，规定疫苗生产企业建立精准的疫苗信息追溯系统，实现每支疫苗都有相应的贴码，使疫苗配送和服务交付过程中的每个环节都可扫码查证，企业的信息疫苗管理系统与全国疫苗信息追溯系统衔接。不过，实现这种精准的追溯制度会带来疫苗生产企业和物流体系相应成本的增加，需要一定的准备和缓冲时间。

为充分利用社会资源实现高效的疫苗配送管理和利用，建议在部分经济发达地区引入第三方机构承担疫苗储存和配送的外包服务。我国大基数的人口基础对疫苗的市场需求持续升高，虽然"十三五"期间政府也上调了用于扩大国家免疫规划的经费标准，但我国单一的疫苗物流体系不能满足日益扩大的疫苗储存和冷链需求。目前，我国部分城市（如北京、上海等）已经开始探索政府购买服务、第三方物流公司承担疫苗储存和配送的模式。建议引入有政府认证资质的第三方机构，同时建立标准化绩效评估和监管体系，政府购买服务、定期评估和监督第三方企业，企业发挥物流和专业人才的优势，在疫苗的储存和冷链配送环节严格按照规定进行，从而减少疫苗浪费，保障疫苗质量安全。

本章主要参考文献：

［1］　Office of Health Economics. The Publicly Funded Vaccines Market in the UK，2010.

［2］　Public Health England. Storage，distribution and disposal of vaccines，the green book，chapter 3. 2013.

［3］　Khandaker G，Beard FH，Dey A，et al. Evaluation of bacille Calmette-Guerin immunisation programs in Australia. Commun Dis Intell Q Rep. 2017，41（1）：E33 - e48.

［4］　Joint purchasing of vaccines and medicines becomes a reality in the EU. http://ec. europa. eu/health/newsletter/132/focus_newsletter_en. htm.

［5］　Integrating the supply chains of vaccines and other health commodities. 2013.

［6］　GAVI. Guidance on Procurement of Vaccines and Cold Chain Equipment. 2017.

［7］　GAVI. Gavi Alliance Procurement Policy Version 1. 0//GAVI. 2013.

［8］　WHO. WHO Expert Committee on Biological Standardization//WHO. 61. 2012.

［9］　UNICEF. UNICEF PROCEDURE ON SUSTAINABLE PROCUREMENT. 2018.

［10］　Public Health England. Protocol for ordering，storing and handling vaccines，2014.

［11］　NSW Government Department of Health. Immunisation Schedule. Sydney：NSW Government Department of Health，2019. Available from：https://www. health. nsw. gov. au/immunisation/Pages/default. aspx.

［12］　MVUNDURA M，KIEN V D，NGA N T，et al. How much does it cost to get a dose of vaccine to the service delivery location? Empirical evidence from Vietnam's Expanded Program on Immunization. Vaccine，2014，32(7)：834 - 838.

［13］ SUCHADA JIAMSIRI M M. Thailand Expanded Program on Immunization. Ministry of Public Health，Thailand，2017.

［14］ CHOE Y J，BAE G. Management of vaccine safety in Korea. Clinical and Experimental Vaccine Research，2013，2(1)：40 - 45.

［15］ YADAV P，LYDON P，OSWALD J，et al. Integration of vaccine supply chains with other health commodity supply chains：a framework for decision making. Vaccine，2014，32(50)：6725 - 6732.

［16］ BROWN S T，SCHREIBER B，CAKOUROS B E，et al. The benefits of redesigning Benin's vaccine supply chain. Vaccine，2014，32(32)：4097 - 4103.

［17］ GAVI. Considerations for countries on targeting Gavi investments to achieve immunisation outcomes. 2018.

［18］ GAVI. Cold chain equipment technology guide//GAVI. 2018.

［19］ WHO. Annex 5：Guidelines on the stability evaluation of vaccines for use under extended controll temperature conditions//WHO. 2016.

［20］ WHO，PATH. Direct-drive solar vaccine refrigerators — a new choice for vaccine storage. 2013.

［21］ UNICEF. Supplies and Logistics/Immunization. 2016.

［22］ UNICEF. General Procurement Guidelines. 2014.

［23］ UNICEF. Cold Chain Support Package. 2019.

［24］ UNICEF. Walk-In Cold Rooms and Freezer Rooms（WIC/WIFs）Procurement Guidelines. 2016.

［25］ GUYER B，SMITH D R，CHALK R. Calling the shots：Immunization finance policies and practices — Executive summary of the report of the Institute of Medicine. AMERICAN JOURNAL OF PREVENTIVE MEDICINE，2000，19S(3)：4 - 12.

［26］ LYDON P R T A M. Outsourcing vaccine logistics to the private sector：The evidence and lessons learned from the Western Cape Province in South-Africa. Vaccine，2015，29(33)：3429 - 3434.

［27］ Shimazawa R，Ikeda M. The vaccine gap between Japan and the UK. Health Policy，2012，107(2 - 3)：312 - 317.

［28］ Public health England，Vaccine uptake guidance and the latest coverage data. https://www. gov. uk/government/collections/vaccine-uptake.

［29］ The Publicly Funded Vaccines Market in the UK.

［30］ Australian Government Department of Health. National Immunisation Program

Schedule. Canberra：Australian Government Department of Health，2019. Available from：https：//beta. health. gov. au/resources/publications/national-immunisation-strategy-for-australia-2019-to-2024.

[31] Australian Government Department of Health. National Immunisation Program Schedule. Canberra：Australian Government Department of Health，2019. Available from： https：//beta. health. gov. au/health-topics/immunisation/immunisation-throughout-life/national-immunisation-program-schedule.

[32] Khandaker G，Beard FH，Dey A，et al. Evaluation of bacille Calmette-Guerin immunisation programs in Australia. Commun Dis Intell Q Rep. 2017，41（1）：E33 - e48.

[33] Johnson SA，Wang D，Bennett N，et al. Influenza vaccination of Australian healthcare workers：strategies to achieve high uptake. Aust N Z J Public Health. 2017，41(5)：545 - 546.

[34] Salmon DA，Teret SP，MacIntyre CR，Salisbury D，Burgess MA，Halsey NA. Compulsory vaccination and conscientious or philosophical exemptions：past，present，and future. Lancet (London，England). 2006，367(9508)：436 - 442.

[35] Australian Government Department of Health. National Immunisation Strategy for Australia 2013 - 2018. Canberra：Australian Government Department of Health，2013.

[36] Kirby T. No jab，no play：Australia and compulsory vaccination. Lancet Infect Dis. 2017，17(9)：903.

[37] Australian Government Department of Health. Immunisation policy and governance.

[38] Canberra：Australian Government Department of Health，2019. Available from：https：//beta. health. gov. au/health-topics/immunisation/getting-started/immunisation-policy-and-governance.

[39] Nolan TM. The Australian model of immunization advice and vaccine funding. Vaccine. 2010，28 Suppl 1：A76 - 83.

[40] Lydon P，Raubenheimer T，Arnot-Kruger M，et al. Outsourcing vaccine logistics to the private sector：The evidence and lessons learned from the Western Cape Province in South-Africa. Vaccine，2015，33(29)：3429 - 3434.

[41] Mitchell AS，Isaacs D，Buttery J，Viney R. Funding of drugs：do vaccines warrant a different approach? Lancet Infect Dis. 2009，9(5)：269 - 270；author reply 270 - 261.

[42] Raina MacIntyre C，Menzies R，Kpozehouen E，et al. Equity in disease prevention：

Vaccines for the older adults — a national workshop, Australia 2014. Vaccine. 2016, 34(46): 5463 - 5469.

[43] Shimazawa R, Ikeda M. The vaccine gap between Japan and the UK. Health Policy, 2012, 107(2 - 3): 312 - 317.

[44] NSW Government Department of Health. Immunisation Schedule. Sydney: NSW Government Department of Health, 2019. Available from: https://www.health.nsw. gov.au/immunisation/Pages/default.aspx.

[45] LU C, SANTOSHAM M. Survey of national immunization programs and vaccine coverage rates in Asia Pacific countries. Vaccine, 2012, 30(13): 2250 - 2255.

[46] SAITOH A, OKABE N. Current issues with the immunization program in Japan: Can we fill the "vaccine gap"?. Vaccine, 2012, 30(32): 4752 - 4756.

[47] Thailand Expanded Program on Immunization.

[48] TECHATHAWAT S, VARINSATHIEN P, RASDJARMREARNSOOK A, et al. Exposure to heat and freezing in the vaccine cold chain in Thailand. Vaccine, 2007, 25 (7): 1328 - 1333.

[49] MUANGCHANA C, THAMAPORNPILAS P, KARNKAWINPONG O. Immunization policy development in Thailand: The role of the Advisory Committee on Immunization Practice. Vaccine, 2010, 28: A104 - A109.

[50] MVUNDURA M, KIEN V D, NGA N T, et al. How much does it cost to get a dose of vaccine to the service delivery location? Empirical evidence from Vietnam's Expanded Program on Immunization. Vaccine, 2014, 32(7): 834 - 838.

[51] An Assessment of Vaccine Supply Chain and Logistics Systems in Thailand.

[52] CHOE Y J, BAE G. Management of vaccine safety in Korea. Clinical and Experimental Vaccine Research, 2013, 2(1): 40 - 45.

[53] Medicines and Healthcare products Regulatory Agency (MHRA), www.mhra.gov. uk, info@mhra.gsi.gov.uk. The Human Medicines Regulations 2012.

[54] Public Health England. Surveillance and monitoring for vaccine safety the green book, chapter 9. 2013 - 03 - 20.

[55] 董铎,陈易新,孙利华. 美国疫苗不良事件报告系统. 中国药物警戒,2005,2(4): 241 - 243.

[56] 李峰,吴晓明. 我国药品审评专家咨询制度的沿革与发展. 中国新药杂志,2018,18 (27): 5 - 11.

[57] 李荣,张译匀. 中国疫苗流通存储现状与发展对策. 办公自动化,2018,23(08): 42 - 46.

［58］　王守业.美国的疫苗安全是如何监管的.决策探索,2018(15)：79-81.

［59］　王树文.借鉴国际经验完善我国疫苗监管体系.中国市场监管报,2018-12-27.

［60］　吴坚,周祥国.如皋市疫苗冷链管理的实践与建议.中国农村卫生事业管理,2017,37
(10)：1201-1203.

［61］　阎立红,高志刚,宋旺.天津市免疫规划疫苗储存配送服务外包管理策略.职业与健康,
2017,33(11)：1565-1567.

［62］　雍佳松,杨世民.我国医药冷链体系的现状及其发展建议.中国药房,2014(25)：
2308-2311.

［63］　张雪娇.我国疫苗致损救济制度存在问题及对策分析——以现阶段救济制度及司法实
践为视角.广西政法管理干部学院学报,2016,31(5)：50-58.

［64］　张蕾.CDC对二类疫苗的经营现状.企业改革与管理,2017(20)：99.

［65］　周围,刘艾林,杜冠华.中国与英国药品不良反应监测制度的对比研究.中国药物评价,
2015,32(6)：376-380.

［66］　中国生物技术股份有限公司内部研究报告.《中国疫苗产业现状及相关问题研究》.

［67］　中华商务网.中国保温冷藏车市场运行动态及发展战略咨询报告.http://www.
chinaccm.com/48/4804/480406/news/20110117/155741.asp.

［68］　赵贤.中美药品冷链物流体系的比较研究.中国药业,2012,21(16)：15-16.

［69］　朱利兵.我国疫苗流通监管法律问题研究.兰州大学行政法与行政诉讼法,2017.

［70］　祝晨竣.论我国疫苗监管的缺陷及完善对策.现代商贸工业,2019,40(03)：148-149.

第六章
中国疫苗招标、采购、
配送管理优化建议

一、优化现有的招标采购模式

1. 适当提高国家免疫规划疫苗的利润空间，激励技术创新，解决生产力不足问题

疫苗对于公共卫生、社会效益的回报巨大，如果一味限价，极易导致企业以牺牲质量或不供应疫苗为代价。纵观目前我国疫苗市场，国家免疫规划疫苗由于实行政府定价、政府招标采购的模式，行业基本处于垄断竞争的微利状态。如百白破疫苗，每支仅售 3.4 元，由于利润不高，目前国内仅有武汉生物和云南沃森两家企业生产，且在 2018 年部分批次的百白破疫苗出现了效价不合格的问题，说明企业的生产技术仍有一定缺陷，亟须升级改进。然而，改进需要大量的资金投入，现存的价格体系使企业没有动力提升改造，也没有能力进行前瞻性、大规模的投入，只能"小修小补"。因此，从疫苗价值和市场的长远发展来看，有必要适当提高免疫规划疫苗的利润空间。国家应加大相关资金投入，适当提高国家免疫规划疫苗的采购价格，解决部分苗种由于缺乏利润吸引力而导致的生产力相对不足，促进企业扩大对绝对短缺疫苗的生产线投入，同时也可激励企业不断进行技术创新。

2. 增加国家免疫规划疫苗采购的省级机构能动性，缓解部分疫苗短缺问题

国家免疫规划疫苗招采在 2018 年开始试点实施国家统一招标，《中华人民共和国疫苗管理法》进一步以法律条款对此进行了规定。目前，国家免疫规划疫

苗由国务院卫生健康主管部门会同国务院财政部门等组织集中招标或者统一谈判,形成并公布中标价格或者成交价格,各省级机构实行统一采购,通常只与一家疫苗生产企业签订合同。因各种原因,某些企业不能及时与相关省区市签订合同并履行合同,造成部分省区市某种或某些免疫规划疫苗接种服务提供困难。因此,参考国际成熟经验,建议国家采购多种来源途径的疫苗,省级机构可以在与国家签订采购合同的疫苗企业中自由选择一种或多种同类产品,既可以保证疫苗供应的灵活性,也可以促进相关疫苗企业间的良性竞争,有效缓解部分疫苗短缺的问题。

3. 落实非国家免疫规划疫苗遴选的省级机构职责,改变目前"只遴不选"的现状

目前,我国非国家免疫规划疫苗在招采流程上须先由省级单位进行初次遴选,确定该省的非国家免疫规划疫苗推荐大目录,并进入省公共资源采购平台。但本次调查发现,在具体落实过程中,省级单位通常未进行有效遴选,半数省区市没有设置非免疫规划疫苗退出机制,区县级疾控会根据其辖区的需求组织二次遴选,进一步缩小可采购的非免疫规划疫苗种类。由此,非国家免疫规划疫苗遴选和购买的主体实际落到了区县级疾控单位。此情况牵连出两个问题:一是区县级疾控对非免疫规划疫苗的协调能力相对较弱,二是县级单位担心自身对非免疫规划疫苗的筛选和购买不够专业。因此,非国家免疫规划疫苗的遴选仍应由省级机构牵头,且在遴选原则上,需要从更多的维度评价,如疫苗的质量、疫苗企业的配送能力、服务质量等,从而使疫苗的选择更加专业。另外,从省级单位实现非国家免疫规划疫苗的采购,也更有利于疫苗的统筹与调度,减少区域性断苗情况的发生。我国应尽快落实省级机构切实履行非国家免疫规划疫苗遴选职责的相关措施,使之符合新颁布的《疫苗法》中省级疫苗"守门人"的角色定位。《疫苗法》出台后,明确要求非国家免疫规划疫苗由各省级公共资源交易平台组织采购,不仅需要明确各个部门的职能分工,更重要的是,应有完善的配套机制,以保障各部门真正发挥职责,从而真正实现省级采购,不再出现目前采购中的"省级缺位"现象。各省可以参照国家免疫规划专家咨询委员会,设置省级免疫规划专家咨询委员会,协助完成疫苗遴选工作。在落实上,由于招标采购涉及的范围广、相关部门多,还需要注意建立健全跨部门联动处置机制,保证采购业务的顺利进行。在非国家免疫规划疫苗的遴选过程中,可借鉴国外经验,探讨疫苗

招采效果的指标体系,摆脱以"入围"方式为主、"只遴不选"的现状。

4. 建立非国家免疫规划疫苗招采效果指标体系,避免遴选唯价低论

在目前非国家免疫规划疫苗招采的实际操作过程中,多数省级部门的初次遴选"唯价低者优",要求厂商的应标价是各省市中的最低价,否则不予纳入目录,而省级招采相关管理部门也通常要求最低价的疫苗及其相关产品中标。该原则仅从控制成本的角度出发,忽略了不同疫苗及其相关产品的效果差异。因此,我国应尽快建立非国家免疫规划疫苗招采的效果指标体系,进行成本效果、成本效益或成本效用分析,如英国目前采用的预算所得质量调整生命年(QALYs),目前的成本效益阈值设定为每 20 000 英镑/QALY;同时也要考虑因冷链中断或其他损害造成的疫苗损失,摆脱目前唯价格论的现况。建议今后可以开展专题研究,建立具有中国特色的疫苗招标采购指标体系。

5. 偏远地区的疫苗采购可借鉴对口援建模式,探索地区搭配式采购

我国地域辽阔、地形复杂,存在较多交通不便、配送成本高或用量少的偏远地区,这部分地区所需的疫苗及其配套耗材在招标时,由于利润空间狭小甚至无利润,常常没有或仅有少数生产企业应标;在疫苗需求量比较小的省区市,也存在注射器等产品质量不尽如人意的问题。针对这些问题,可考虑借鉴"对口援建"模式,探索地区搭配式采购,如将上海和青海捆绑在一起进行招标,或者划区,如东北地区、华东地区、华北地区、华中地区、华南地区、西部地区,成立联合工作组统一招采,企业在应标时可综合考虑区域间利润平衡的问题;疫苗价格可以借鉴 UNICEF 在 2014—2015 年的投标中提出的考虑到运费的着陆成本评估方法进行确定,同时建议采购合同周期延长至 3 年(或 1 年加 1 年延长优先权),既有利于企业的生产计划保持相对稳定,也有利于缓解产能与用量的不平衡,缓解部分疫苗短缺问题。对于少量重要的单一来源疫苗,可以考虑国家卫生健康委会同财政部等相关部门委托国家免疫规划疫苗专家咨询委员会或者类似机构,采用类似国家药品谈判定价的方式形成相关非国家免疫规划疫苗的采购建议价,以更好地保障不同区域居民疫苗使用的可及性与公平性。

6. 鼓励多联疫苗的研发和使用,探索生产企业间的合作生产

与发达国家先进的多联多价疫苗和基因研发技术不同,目前国产疫苗大部

分属于单价苗和传统品种,由于联合用苗少,我国新生儿每年需接种的疫苗总量约 20 亿剂次,数量远多于国外。随着近年来人民群众对疫苗的需求旺盛,我国疫苗短缺的情况也不时出现。推广和使用"一苗防多病"的联合疫苗可有效减少疫苗接种次数,降低招标、采购和配送的工作量,节约免疫规划的招标、采购、配送、接种等相关成本。因此,国家可根据疾病流行情况、人群免疫状况等因素,安排必要的资金,通过科技重大专项等国家项目的实施,支持多联多价等新型疫苗的研制,推动我国多联疫苗产业转型升级,从根本上缓解目前部分疫苗的短缺问题。另外,为生产多联多价疫苗或满足疫苗增长的需求,疫苗生产企业之间,包括企业集团内部子公司间的相互合作不可避免,对于超出目前企业疫苗生产能力范围需要委托生产的苗种,国家应尽快落实相关制度(《疫苗法》中已经有相关规定作为法律基础),可由国务院药品监督管理部门批准后,进行企业间合作,以缓解目前部分疫苗的短缺问题。

7. 加强各级政府疫苗相关管理部门联动,促进招采效率提高

尽管我国的相关政策规定了疫苗及其相关产品可以采用 6 种方式集中招标,但是在实际操作过程中,部分地方财政部门依然会要求公开招标流标甚至流标数次后,才考虑其他招标方式。针对此类问题,地方卫生行政部门应该加强与其他疫苗相关管理部门的沟通,也建议国家卫生健康委联合财政部等相关部门委托国家免疫规划疫苗专家咨询委员会制定采用单一来源和竞价采购的疫苗建议清单。此外,本次调查发现,目前冷链车等冷链设备与相关管理规范的规定及疫苗服务实际需要之间仍存在一定差距,可能与招标采购周期长、手续烦琐、不同地方的相关规定不一等有关,建议除加强部门间联动外,各级政府部门应该在《疫苗法》的框架下,梳理不符合要求或不合理的相关政策规定,优化招采效率。

二、大力发展冷链运输系统

1. 加大资金投入,不断完善冷链系统的软硬件建设

疫苗的冷链物流管理体系,涉及生产企业、第三方医药冷链物流企业、省市县疾病预防控制机构,以及基层接种点等多个环节,只有实现全程冷链物流无缝化和一体化,才是一个完整的冷链物流供应链体系。首先,在硬件设施方面,政府应加大对各个环节冷链设备购置的资金投入,加快冷藏箱、冷链车和冷链连接

等设施设备体系的配套完善,提高我国医药冷链物流的整体运作水平。其次,在配套软件上,加快药品冷链物流的信息化建设,有效运用射频识别技术实现位置跟踪、流程追溯、库存盘点出入库与拣货等电子化作业。同时,将温度实时控制信息化,通过引进车载温控仪、GPRS远程温度监控等,实现对冷藏车位置和车厢温度的远程实时监控,提高疫苗冷链的稳定性。此外,重视基层疫苗服务机构的疫苗存储配套设备的购置,如电压调节器或稳定器,避免因电供应不稳定导致电压波动,进而损坏冷链设备。

2. 优化疾控内部冷链体系,探索将疫苗及其他温度敏感卫生产品整合配送

我国国家免疫规划疫苗配送主要由疾控内部冷链配送体系完成。前期,各级各类政府已经进行了大量投入,目前配送体系构建已基本完善,免疫规划疫苗的供应得到基本保证。此外,非国家免疫规划疫苗配送中,疾控内部冷链配送体系仍发挥着重要作用,近一半的疫苗由疾控内部冷链完成配送,特别是在中西部地区。《疫苗法》第三十六条规定,疾病预防控制机构配送非国家免疫规划疫苗可以收取储存、运输费用,具体办法由国务院财政部门会同国务院价格主管部门制定,收费标准由省、自治区、直辖市人民政府价格主管部门会同财政部门制定。因此,我国应积极探索将国家免疫规划疫苗、非国家免疫规划疫苗和其他温度敏感的卫生产品进行整合配送,以提高配送效率、降低配送成本和监管成本;在相关部门制定收费标准时,应充分考虑为服务提供人员制定适当的激励机制,提高疾控系统及相关工作人员的积极性,探索企业和个人共担相关费用的合理机制。

3. 借鉴"上海模式"的相关经验,在部分发达地区探索发展第三方冷链物流业作为补充

在本次调研的5个项目省区市中,仅上海市委托第三方冷链物流公司进行疫苗的储存和配送。概括起来就是"集约管理、集约配送",即物流公司先从生产企业那里取出疫苗,并送至统一的仓储点;接着通过班车制,统一将疫苗配送至各接种单位。在配套的冷链信息化建设上,上海已率先实现"疫苗追溯码、疫苗产品编码、冷链设备编码、接种儿童代码、接种医生代码"的"五码联动"管理,做到最小包装的每一支疫苗全过程可追溯。卫生行政部门和药品监督部门可通过相关管理系统,对上海市的疫苗业务和冷链设备运转情况进行实时监管。尽管前期投入较大,但企业有了整个上海市的疫苗体量后,物流成本会大幅下降,政

府支出也相应减少,而且效率很高、监管方便。因此,我国其他发达省市也可以考虑借鉴"上海模式",探索发展第三方冷链物流业,必要时考虑设立东北地区、华东地区、华北地区、华中地区、华南地区、西部地区等区域疫苗仓储中心,进行统一的仓储和配送。同时,要求第三方物流尽可能将疫苗和其他对温度敏感的卫生产品整合配送,优化配送效率,降低配送和监管成本。对于尚无财力支撑第三方冷链配送的地区,可通过对疾控配送的全成本测算,明确财政应予以保障的力度,最大限度地确保配送安全。

4. 进行热稳定实验,出台国家疫苗冷链温度管理具体规定

虽然疫苗须在规定的 2~8℃下储存运输,但相当一部分疫苗有着良好的热稳定性,即在高于冷链的温度下,依然能保证安全性和免疫效果。但由于没有足够的数据支撑,那些暴露在冷链外的疫苗往往被认为无法使用而丢弃,造成了资源的浪费和免疫成本的增加。访谈过程中,各基层人员纷纷表示,在实际配送和储存过程中,难免会出现温度异常的情况。因此,建议生产厂家进行疫苗热稳定实验,在此基础上,由疾病预防控制机构和药品监督管理部门联合出台统一的温度验收标准,针对冷链物流途中出现的温度短暂超限问题,在生产企业提供产品稳定性试验报告的前提下,对是否可以让步放行进行明确规定,避免不必要的疫苗损耗。

三、进一步完善相关监管体系设计

1. 明晰以疾控为中心、多部门协调的工作定位和职责划分

自 2015 年新修订的《疫苗流通和预防接种管理条例》实施后,疫苗的监管单位发生了变化,由原先的药品监督部门主体负责变为其与卫生行政部门联合负责,药品监督部门负责疫苗流通工作;卫生部门对疫苗接种、使用方面进行监管。在具体工作上,则由各级疾病控制机构负责技术指导和实施。因此,在当前疫苗分散管理的体制下,各部门间的责任明确和沟通协作显得尤为重要。各级药监部门、卫生行政部门和疾控机构应针对《疫苗流通和预防接种管理条例》搭建的疫苗监管新框架建立良好的沟通与合作机制,明确各自的职责和任务,建立有效的沟通机制,探寻最佳的合作方式,高效整合并充分利用各部门的资源与优势,共同履行好在疫苗储存、运输、供应、销售、分发和使用等环节的质量监督检查职

责。同时,各监管部门之间应互通信息,实现资源共享、信息对称,及时、有效地对"危险苗头"进行干预,为疫苗质量安全和及时有效供应提供保障。

2. 对于疫苗负面事件等纠纷问题,完善问责机制

问责机制是遏制疫苗管理违法行为的有力手段之一。健全问责追溯体系,完善对行政主体法律责任的法律规范,重视事后监管,将鞭策各疫苗流通节点严格履行规定,警示违法经营疫苗的企业与个人,为疫苗流通营造健康的环境。《疫苗法》出台后,加大了处罚与问责力度,对疫苗生产企业、疾控机构和接种单位均设定了更详细的义务性行为规范,并对这些新增义务性条款设定了相应的法律责任。实际执行过程中,要注意将日常的监督考核与事后问责相结合,才能督促相关人员更好地履行职责,全面深入查处各种违法违纪行为,确保疫苗安全和公众健康。另外,针对生产企业方,可构建绩效导向型的新采购制度,采购需求及评审规则都紧密围绕绩效开展,并通过采购合同的履行,去实现这种契约化的保障,进一步强化问责机制,确保疫苗安全和公众健康。

3. 健全疫苗生产企业及相关企业合约管理,依法制定疫苗不履约相关处罚措施

在《疫苗法》的框架背景下,应进一步完善疫苗招采、配送、流通相关的合约管理,制定相应的规定,进一步规范招采、配送、存储、流通各方,特别是疫苗生产企业的行为,明确疫苗生产企业及相关企业非因不可抗拒力(如灾害等)导致的不履约(包括不应标、拖延签订供货合同、夸大生产能力等行为)或履约不及时的责任,并制定必要的相关处罚措施,如警告、全国通报、暂停其全国2～3年相关疫苗的投标资质、赔偿不履约或履约不及时造成的损失、罚款、建立黑名单制度等,促使疫苗生产企业及相关企业及时、有效供应相关疫苗。

四、加大疫苗招采和配送投入保障力度

1. 由国家统一拨付国家免疫规划疫苗经费,提高资金使用效率

《传染病防治法》和相关条例都对免疫规划工作的政策和经费保障等措施作了明确规定,即将政府投入作为各级免疫规划工作经费的主要筹资渠道。但在实际操作过程中,存在相关经费在地方拨付缓慢、效率低下等问题,严重制约了疫苗采购和配送工作的正常开展。建议对于国家统一采购的产品,可建立免疫规划经费拨付的绿色通道,简化拨款手续,缩短拨款时间,确保资金拨付不滞后、资金保障不缺位,最大限度地提高资金的使用效率。

2. 增加编制及非国家免疫规划疫苗的服务费,以提升人员积极性

随着国家免疫规划工作的不断扩大,各级疾控、基层的规划免疫相关科室工作量均有上升;同时,近年来问题疫苗事件频发,规划免疫人员承担的压力和责任更加重大,但相较薪酬来说,免疫规划科室工作负荷偏高,极易出现队伍不稳定、人才流失等问题,个别地区甚至出现因无人愿意担任免疫规划科室负责人而造成负责人较长期空缺的情况。对此,各级财政应合理分担并足额保障各级公共卫生机构人员编制、薪酬和基本工作经费,物价部门也要科学核定各相关单位非国家免疫规划疫苗储存、运输费等服务费标准,可通过适当增加非免疫规划疫苗服务费和配备足够的相关专业人员,提升免疫规划工作人员的工作积极性。

五、推进相关信息系统的建设

1. 建立全国统一的预防接种信息系统

在对各级疫苗管理及工作人员的访谈中,希望建立全国统一的预防接种信息系统的呼声较高,普遍反映的问题包括接种证形式不统一且仍需手写、平台无法实现异地苗种调配、省级采购平台尚未实现网上交易功能等。目前,国家正在进行信息系统的需求分析,并已开始着手开发国家基础版的软件平台,预计将于近期开始推广使用,各省可在国家平台的基础上,根据自身情况进行补充和完善。建议国家平台建设要充分考虑接种相关信息和疫苗追溯管理的疫苗服务全流程覆盖,同时可实现国家平台与省级平台互联互通,以及预防接种信息跨省异地交换;在此基础上,可以考虑疫苗相关需求预测和疫苗管理数据分析等功能的实现,满足国家及各级疫苗管理部门对于疫苗相关数据的收集、监测和管理的需求。

2. 运用信息化手段提高疫苗日常管理工作的效率

免疫规划工作涉及的疫苗种类繁多、接种单位区域范围广、信息的时效性强,充分利用信息化手段可将繁杂的事务性工作简单化。在疫苗的日常管理中,

各单位要加强报表和账目管理,每个月对疫苗的使用情况及库存量进行盘点,以计算机自动账目管理代替手工记账管理,每月报表与相关科室核对,做到苗账相符。同时,可充分利用管理信息系统积累的数据,将定期分析转化为政府下一步免疫规划疫苗管理的政策建议。另外,各级疾病预防控制机构要定期对基层接种单位的疫苗管理人员进行管理信息系统使用培训,提升基层接种单位疫苗管理人员的信息化素养。

附　件

1. 省级机构调查表（以 Excel 文件下发）

此次数据采集的目的是了解您所在地区免疫规划的实施情况及疫苗采购、配送和管理方面的现况，为优化我国免疫规划和疫苗采购配送管理提供科学的证据支撑。该调查包括人口健康状况、疫苗招采和配送基本情况、疫苗服务相关资源情况、疫苗相关服务量、费用情况等共 7 项内容。填写对象为疾病预防机构免疫规划和疫苗管理科室熟悉具体情况的人员，数据分析中不涉及单个省区市或地区具体情况的展示，敬请消除顾虑，如实填写，感谢您的大力支持！

省　　份：＿＿＿＿＿＿＿＿＿＿＿＿＿＿＿＿＿＿＿

联系人：＿＿＿＿＿＿＿＿＿＿＿＿＿＿＿＿＿＿＿

如对填写内容有疑问，请联系：

中国疾控中心免疫规划中心免疫服务室：×××，联系电话××××××
×××××，邮箱×××××@chinacdc. cn

复旦大学公共卫生学院：

××，联系电话××××××××××　　邮箱×××××××@shmu.
edu. cn

××，联系电话××××××××××　　邮箱×××××@fudan.
edu. cn

一、全省的人口健康状况

该表格用于了解本地区户籍人口数、常住人口数、免疫规划接种的服务目标人群数量（常住人口中的出生人口数、0～6 岁儿童数和 60 岁以上人数），以及人均期望寿命、婴儿死亡率和 5 岁以下儿童死亡率等人口健康状况的主要指标。

所有指标均以当地卫生统计年鉴中 2017 年数据为佳。

序　号	调　查　内　容	2017 年
1	户籍人口数（人）	
2	常住人口数（人）	
2.1	常住人口中：出生人口数（人）	
2.2	0～6 岁儿童数（人）	
2.3	60 岁及以上人数（人）	
3	人均期望寿命（岁）	
4	婴儿死亡率（‰）	
5	5 岁以下儿童死亡率（‰）	

二、全省疫苗招标、采购与配送基本情况

该表格需要了解您所在省（直辖市）疫苗招标、采购和配送的基本情况。其中，如果国家免疫规划疫苗（一类疫苗）在 2018 年没有委托国家集中采购，请解释说明具体原因；组织和参与招标采购的单位或机构名称及其相应的职责分工，需要进行说明和解释，如果单位或机构不止一个，烦请——列出名称并注明其职责范围；全省（市）非国家免疫规划疫苗（二类疫苗）招标采购中，需要注明"中标企业数量和可投标疫苗生产企业数量"，如果不同类型疫苗中标和生产企业数量不一，烦请——注明；全省（市）非国家免疫规划疫苗（二类疫苗）的招标采购中，选择企业标准，如主动选择还是被动选择，考虑以疫苗质量为准还是以价格较低为准等，烦请给出简单说明；非国家免疫规划疫苗（二类疫苗）的定价方式，是由企业直接报价，还是经历共同协商定价等，烦请给予简单说明。

序号	国家免疫规划疫苗招标、采购情况	请根据前面要点进行简单表述
1	2018 年是否委托国家集中采购，是，否 如果否，请在右侧说明原因	

序号	非国家免疫规划疫苗招标、采购情况	2018 年情况
1	招标采购平台，是否省级统一，是，否	
2	组织参与招标采购的单位：单位名称，职责	请列出单位名称和职责

序号	非国家免疫规划疫苗招标、采购情况	2018 年情况
3	中标企业数量/可投标企业数量	
3.1	选择企业标准,如主动选择还是被动选择等	请简单描述
4	疫苗的定价方式	请简单描述

序号	国家免疫规划疫苗配送情况	2018 年情况
1	接种单位接收疫苗由疾控机构配送的数量(个)	
2	接种单位接收疫苗由疾控机构委托第三方冷链运输企业配送的数量(个)	
3	接种单位接收疫苗由疫苗生产企业(含生产企业委托的第三方冷链运输企业及药品经营企业)配送的数量(个)	

序号	非国家免疫规划疫苗配送情况	2018 年情况
1	接种单位接收疫苗由疾控机构配送的数量(个)	
2	接种单位接收疫苗由疾控机构委托第三方冷链运输企业配送的数量(个)	
3	接种单位接收疫苗由疫苗生产企业(含生产企业委托的第三方冷链运输企业及药品经营企业)配送的数量(个)	

三、全省疫苗相关服务资源情况

(一)全省疫苗相关服务机构情况调查

表格用于了解 2018 年全省(直辖市)范围内,疫苗相关服务机构情况,包括地市级疾控中心、区县级疾控中心及冷链车数量,疫苗接种单位数量,国家免疫规划疫苗配送机构、非国家免疫规划疫苗配送机构数量,选择配送机构的标准,以及疫苗仓储中心数量等。

序号	调 查 内 容	2018 年
1	地市级疾控中心数(家)	
	地市级疾控中心冷链车数(辆)	

(续表)

序号	调 查 内 容	2018 年
1	区县级疾控中心数(家)	
	区县级疾控中心冷链车数(辆)	
2	疫苗接种单位数(家)	
	其中：预防接种门诊数(家)	
	村级接种单位数(家)	
	产科接种单位数(家)	
	其他接种单位数(家)(请注明)	
3	国家免疫规划疫苗配送机构数量情况	——
	实际承担配送任务的疾控中心数(家)	
	实际承担配送任务的生产企业数(家)	
	实际承担配送任务的专业冷链运输企业数(家)	
4	非国家免疫规划疫苗配送机构数量情况	
	实际承担配送任务的疾控中心数(家)	
	实际承担配送任务的生产企业数(家)	
	实际承担配送任务的专业冷链运输企业数(家)	
5	选择配送机构的标准	请简单描述
6	疫苗仓储中心数(个)	
	其中：疾控系统内部仓储中心数(个)	
	外部仓储中心数(个)	
7	是否应用新技术监控疫苗仓储温度 如有,请填写开始使用的年份及相应技术名称	年份：_____ 新技术名称：_____ 年份：_____ 新技术名称：_____ 年份：_____ 新技术名称：_____

（二）省级疾控中心相关资源情况

1. 机构人员基本情况（2018 年）

为总体了解疾控中心人力配置及免疫规划人力配置的情况,该表格分别调查省级疾病预防控制中心和免疫规划科室的在岗人员数量。其中,需要专门填写负责疫苗采购、疫苗冷链管理、疫苗出入库管理人员数量等。如果人员统计中出现兼职问题，烦请根据参加人投入时间的比例进行估计填写，如某机构1人同时负责"疫苗冷链管理"和"疫苗出入库"工作，权衡时间投入比例，如分别为60％和40％，那么"疫苗冷链管理人员数"为0.6人，"疫苗出入库人员数"为0.4人。如果机构内有多人出现兼职现象，烦请一一按照投入时间比例进行估算。

序号	指　　标	全中心
1	在岗人员数量	
2	其中，卫生技术人员总数	
3	其中：高级职称	
4	中级职称	
5	初级职称	
6	其中：研究生及以上	
7	本科	
8	管理人员总数	
9	后勤人员总数	
9.1	其中：负责疫苗采购人员数	
9.2	疫苗冷链管理人员数	
9.3	疫苗出入库管理人员数	

2. 冷链相关基本情况（2018年）

调查指标	2018年省级疾控中心
冷库面积	（平方米）
冷链车	（辆）

3. 全省的免疫规划信息系统基本情况

为了解全省（直辖市）省、市、县三级是否配置统一的免疫规划信息系统，以及信息系统的功能模块和运行情况等。

序号	问　题　栏	2018年
1	省、市、县三级是否配置统一的免疫规划信息系统 是　否	

(续表)

序号	问 题 栏	2018 年
2	如果是,该信息系统的信息模块主要包括: ① 招标　② 采购　③ 配送　④ 管理 ⑤ 其他,请注明	
3	如果是,该信息系统信息是否正常运行　是　否	
	如果不能正常运行,主要原因是	

四、全省疫苗配送量

该表调查 2018 年全省(直辖市)范围内国家免疫规划疫苗(一类疫苗)和非国家免疫规划疫苗(二类疫苗)的配送情况。为明确"生产企业配送""配送专业企业配送"和"疾控系统内部配送"的情况,烦请针对每一类疫苗填写三种配送方式对应的数量。

序号	国家免疫规划疫苗(请据实填写)	2018 年		
		生产企业配送	配送专业企业配送	疾控系统内部配送
1	乙肝疫苗			
2	卡介苗			
3	脊髓灰质炎灭活疫苗(IPV)			
4	脊髓灰质炎减毒活疫苗			
5	百白破疫苗			
6	白破疫苗			
7	麻风疫苗			
8	麻腮风疫苗			
9	乙脑减毒活疫苗			
10	乙脑灭活疫苗			
11	A 群流脑多糖疫苗			
12	A+C 群流脑多糖疫苗			
13	甲肝减毒活疫苗			
14	甲肝灭活疫苗			
15	其他 1,请注明＿＿＿＿＿＿			
16	其他 2,请注明＿＿＿＿＿＿			

序号	非国家免疫规划疫苗(请据实填写)	2018 年		
		生产企业配送	配送专业企业配送	疾控系统内部配送
1	7 价肺炎疫苗			
2	13 价肺炎疫苗			
3	23 价肺炎疫苗			
4	流感疫苗			
5	b 型流感嗜血杆菌疫苗(Hib)			
6	A+C 群流脑和 B 型流感结合疫苗(AC‑Hib)			
7	四价流脑疫苗			
8	乙脑灭活疫苗			
9	EV71 手足口病疫苗			
10	口服轮状病毒疫苗			
11	五价口服轮状病毒疫苗			
12	水痘疫苗			
13	四联(百白破‑Hib 疫苗)			
14	五联(灭活脊灰‑百白破‑Hib 疫苗)			
15	甲肝灭活疫苗			
16	乙肝疫苗			
17	霍乱疫苗			
18	脊髓灰质炎灭活疫苗(IPV)			
19	人用狂犬疫苗			
20	二价人类乳头瘤病毒疫苗(HPV)			
21	四价人类乳头瘤病毒疫苗(HPV)			
22	九价人类乳头瘤病毒疫苗(HPV)			
23	其他 1,请注明_____			
24	其他 2,请注明_____			

五、接种队列有效接种率统计(略)

六、全省疫苗服务相关管理情况

该表格用于调查全省(直辖市)疫苗服务相关的管理情况,如疫苗供应的及时程度、疫苗中标生产企业和配送企业是否有退出机制、疫苗配送是否及时,以及是否有过应急疫苗采购情况等。针对缺苗情况,需要调查发生过缺苗的苗种、缺苗时间及主要原因,曾经发生过延迟配送的苗种、延迟配送的时间及主要原因等;应急疫苗采购中,需要调查应急疫苗采购苗种、采购数量、供应率和应急疫苗到位时间等。烦请填写 2018 年的实际情况。

问　题　栏	2018 年
1. 省级疫苗供应是否及时? ① 是　② 否(请列出如下情况)	
如否,请列出 18 年在省级曾经发生过不及时的苗种(可以自行添加行)	
苗种 1 具体是	
苗种 2 具体是	
苗种 3 具体是	
苗种 4 具体是	
苗种 5 具体是	
请解释不及时的最主要原因	
2. 省级疫苗供应是否充分? ① 是　② 否(请列出如下情况)	
如否,请列出 2018 年在省级曾经发生过不充分的苗种(可以自行添加行)	
苗种 1 名称及累积缺苗时间＿＿＿天＿＿＿剂次	(如百白破 60 天 2 万剂次)
苗种 2 名称及累积缺苗时间＿＿＿天＿＿＿剂次	
苗种 3 名称及累积缺苗时间＿＿＿天＿＿＿剂次	
苗种 4 名称及累积缺苗时间＿＿＿天＿＿＿剂次	
苗种 5 名称及累积缺苗时间＿＿＿天＿＿＿剂次	
请解释缺少疫苗的最主要原因	
3. 非国家免疫规划疫苗中标生产企业是否有退出机制?　① 是　② 否	
如果有,18 年退出几家?	

问　题　栏	2018 年
4. 配送是否及时? ① 是　② 否(请列出如下情况)	
如否,请列出 18 年在省级曾经发生过配送不及时的苗种、时间及数量	
苗种 1 及延迟配送的时间_____天[请以平均天数(最短-最长天数),小数点后保留一位,如 20.5(3.0~45.0)]	
苗种 2 及延迟配送的时间_____天[请以平均天数(最短—最长天数),小数点后保留一位,如 20.5(3.0~45.1)]	
苗种 3 及延迟配送的时间_____天[请以平均天数(最短—最长天数),小数点后保留一位,如 20.5(3.0~45.2)]	
苗种 4 及延迟配送的时间_____天[请以平均天数(最短—最长天数),小数点后保留一位,如 20.5(3.0~45.3)]	
苗种 5 及延迟配送的时间_____天[请以平均天数(最短—最长天数),小数点后保留一位,如 20.5(3.0~45.4)]	
请解释延迟配送的最主要原因	
5. 专业配送企业是否有退出机制? ① 是　② 否(疾控配送的可以跳过)	
如果有,18 年退出几家?	
6. 是否有过应急疫苗采购情况? ① 是　② 否	
如果出现过,应急疫苗采购苗种 1 具体是	
应急疫苗采购数量(人份)	
应急疫苗的供应率(应急疫苗到位数量/应急疫苗需要总量＊100%)	
应急疫苗到位时间_____天[请以平均天数(最短—最长天数),小数点后保留一位,如 20.5(3.0~45.0)]	
如果出现过,应急疫苗采购苗种 2 具体是	
应急疫苗采购数量(人份)	
应急疫苗的供应率(应急疫苗到位数量/应急疫苗需要总量＊100%)	
应急疫苗到位时间_____天[请以平均天数(最短—最长天数),小数点后保留一位,如 20.5(3.0~45.0)]	
如果出现过,应急疫苗采购苗种 3 具体是	

(续表)

问　题　栏	2018 年
应急疫苗采购数量(人份)	
应急疫苗的供应率(应急疫苗到位数量/应急疫苗需要总量＊100％)	
应急疫苗到位时间_____天[请以平均天数(最短—最长天数),小数点后保留一位,如 20.5(3.0～45.0)]	

七、疫苗相关费用

1. 历史免疫规划疫苗费用

	一类疫苗中央财政(含转移支付)(万元)	一类疫苗省级配套经费(万元)	一类疫苗市级配套经费(万元)	一类疫苗县级配套经费(万元)
2014 年				
2015 年				
2016 年				
2017 年				
2018 年				

2. 2018 年疫苗分类费用

该表格用于调查全省(直辖市)范围内国家免疫规划疫苗和非国家免疫规划疫苗的疫苗招采费、疫苗购置费(疫苗费)、疫苗储存费和疫苗运输费,以及其他可能与招标采购、储存和运输相关的费用。

费　用　种　类	2018 年经费来源及费用水平(万元)	
	国家免疫规划疫苗	非国家免疫规划疫苗
费用合计		
疫苗招采费		
疫苗购置费(疫苗费)		
疫苗储存费		
疫苗运输费		
其他与招标采购、储存和运输相关的费用(请注明,并填写具体金额,表格可添加行)		

2. 访谈提纲

中国疫苗采购、配送和管理各利益相关方访谈提纲
国家卫健委相关处室负责人访谈提纲

受访者基本信息：

受访者姓名、单位及处室名称、所任职位

1. 我国现有哪些疫苗招标采购模式？现有的招标采购政策有什么优势和不足？

2. 招标采购品种、数量需求如何测算？预算如何制定？如何招标、定价能保证两类疫苗的供应？

3. 我国关于疫苗储存和配送有哪些相关政策规定？实施方法和效果如何？

4. 我国在采用信息化手段对疫苗全程追溯管理方面有什么进展？进一步发展所需的工作和技术是什么？例如：手动记录变成自动生成记录，实时更新等。

5. 进口疫苗的遴选、定价、使用范围、配送等有何政策规定？具体实行有什么问题？

6. 疫苗供应有哪些紧急情况？是否有相对应的应急预案？遇到特殊问题如何解决？

7. 我国疫苗管理目前面临的主要问题和挑战是什么？《疫苗法》会带来什么影响？

8. 您还有什么任何相关建议？谢谢！

国家疫苗监管相关处室负责人访谈提纲

受访者基本信息：

受访者姓名、单位及处室名称、所任职位

1. 我国现有疫苗采购环节是否存在有效且常态化的监管机制？进口疫苗的监管相比本国疫苗监管有什么区别？

2. 我国关于疫苗储存和配送有哪些相关政策规定？主要监管部门包括哪些？

3. 我国在运用信息化手段对疫苗全程追溯管理方面有什么进展？进一步发展所需的工作是什么？

4. 我国疫苗供应有哪些紧急情况？是否有相对应的应急预案？遇到特殊问题如何解决？

5. 我国进口疫苗的遴选、定价、使用范围、配送等有何政策规定？具体实行有什么问题？

6. 我国疫苗管理现在面临的主要问题和挑战是什么？《疫苗法》会带来什么影响？

7. 您觉得现在的疫苗监管机制的改进和发展的方向是什么？

8. 您还有什么任何相关建议？谢谢！

中国疾病预防控制中心相关处室负责人访谈提纲

受访者基本信息：

受访者姓名、单位及处室名称、所任职位

1. 我国现有哪些疫苗采购模式？现有的采购政策有什么优势和不足？

2. 我国疫苗配送有哪些主要模式？不同模式的优缺点如何？

3. 我国关于疫苗储存和配送有哪些相关政策规定？实施方法和效果如何？

4. 如何对冷链配送的疫苗的效价进行评价？减少配送过程的影响有什么需要重点关注和改进的地方？

5. 进口疫苗的遴选、定价、使用范围、配送等有何政策规定？具体实行有什么问题？

6. 您觉得疫苗管理当前急需关注或改进的点是什么？《疫苗法》会带来什么影响？

7. 疫苗供应有哪些紧急情况？是否有相对应的应急预案？遇到特殊问题如何解决？

8. 任何相关建议？谢谢！

省市及区县卫健委相关处室负责人访谈提纲

受访者基本信息：

受访者姓名、单位及处室名称、所任职位

1. 请问您所在地有哪些疫苗招标、采购、配送相关政策？有明确的政策或文件进行指导和规范吗？

2. 您所在地如何对疫苗采购运输全程进行评价？结果如何？

3. 有哪些措施保障配送、管理过程中疫苗安全有效？实施效果如何？

4. 所在地疫苗配送方式是什么？选择该方式的理由是什么？

5. 进口疫苗的遴选、定价、使用范围、配送等有何政策规定？具体实行有什么问题？

6. 疫苗管理有哪些紧急情况？是否有相对应的应急预案？遇到特殊问题如何解决？

7. 你觉得《疫苗法》会带来什么影响？

8. 任何相关建议？谢谢！

省市及区县疾病预防控制中心疫苗管理相关负责人访谈提纲

受访者基本信息：

受访者姓名、单位及处室名称、所任职位

1. 请问您所在地有哪些疫苗招标、采购、配送相关政策？有明确的政策或文件进行指导和规范吗？

2. 您所在地区通过何种途径进行招标和采购？面临哪些挑战？采取过哪些措施？相关建议？

3. 您所在地区采用何种疫苗配送和存储方式？

4. 所在单位疫苗相关设施能否满足日常疫苗储存配送？有无紧急预案？（车辆故障、停电等）

5. 进口疫苗的遴选、定价、使用范围、配送等有何政策规定？具体实行有什么问题？

6. 您所在地区在疫苗的采购、配送及管理等方面是否有新技术的应用？

7. 您所在地区的疫苗目前如何进行管理？《疫苗法》会带来什么影响？

8. 您对于本单位的疫苗配送、管理工作有哪些心得体会？谢谢！

疫苗生产和配送服务企业访谈提纲

受访者基本信息：

受访者姓名、单位及处室名称、所任职位

1. 请问贵公司的疫苗配送受到所在地区哪些部门的监管？

2. 请问贵公司目前生产的哪些疫苗已被国家或地方采购？采购疫苗流程是怎样的？您觉得整个疫苗采购流程是否做到了公开透明、竞争择优、公平交易，有没有值得改进的地方？

3. 针对疫苗的配送、储存，贵公司所在地区的相关部门出台了哪些地方性政策规定和监管措施？

4. 请问贵公司疫苗配送方式是什么？选择该配送方式的理由是什么？

5. 贵公司目前疫苗配送覆盖了所在地区的哪些接种单位？

6. 贵公司的冷库规模、冷链硬件设备的规模能否满足日常疫苗配送和储存需求？技术开发、维护管理的专业人员配备情况如何？

7. 您觉得贵公司在疫苗投标、配送和存储等服务的选择上有哪些考虑？比如什么情况下愿意配送至偏远地区？

8. 面对《疫苗法》的出台，贵公司有什么应对措施？

9. 任何相关建议？谢谢！

社区卫生中心/乡镇卫生院相关负责人访谈提纲

受访者基本信息：

受访者姓名、单位及处室名称、所任职位

1. 您知道贵单位的疫苗是如何采购的吗？

2. 贵单位采用何种配送方式接收疫苗？选择该方法的原因是什么？

3. 您知道有哪些相应的法律法规来规范指导冷链运输疫苗？贵单位有哪些措施保障配送、存储过程中疫苗安全有效？

4. 接种点如何对冷链配送的疫苗进行评价和监督？最终配送过程对您工作的开展有什么影响？

5. 出现过哪些紧急情况？针对所有紧急情况是否有应对的应急预案？

6. 是否使用进口疫苗？具体有什么问题？

7. 对《中华人民共和国疫苗管理法》的出台，您有何看法？

8. 任何相关的建议？谢谢！

Interview outline for WHO

1. Could you introduce those immunization-related programs by WHO that have been carried out or are ongoing worldwide, especially in China?

2. Could you introduce different patterns of the vaccine sourcing or purchasing around the world? And what are the advantages and disadvantages of them?

3. How do you think about the different vaccine delivery chains? And how to reach the remote and impoverished areas effectively?

4. What measures should be taken to ensure the vaccine safety during the delivery and storage? And what new technologies are recommended for further development?

5. What kind of emergencies may occur in the vaccine supply, delivery and storage and how to resolve them or it? For example, immunization program vaccines are unavailable sometimes in China.

6. How do you think about the major problems and challenges of vaccine management in China?

7. What's your expectation on the upcoming Chinese Vaccine Management Law?

8. Any other comments or suggestions for China?

Thanks!

Interview outline for UNICEF

1. Could you introduce those immunization-related programs by UNICEF that have been carried out or are ongoing worldwide, especially in China?

2. Could you introduce different patterns of the vaccine sourcing or purchasing around the world? And what are the advantages and disadvantages of them?

3. How do you think about the different vaccine delivery chains? And how to reach the remote and impoverished areas effectively?

4. What measures should be taken to ensure the vaccine safety during the delivery and storage? And what new technologies are recommended for further

development?

5. What kind of emergencies may occur in the vaccine supply，delivery and storage and how to resolve them or it? For example，immunization program vaccines are unavailable sometimes in China.

6. How do you think about the major problems and challenges of vaccine management in China?

7. What's your expectation on the upcoming Chinese Vaccine Management Law?

8. Any other comments or suggestions for China?

Thanks!

3. 附表

表1　我国疫苗相关法律、法规、政策检索结果

编号	法　规	发布地点	发布时间	发布机构	内　容
1	《中华人民共和国疫苗管理法》	中国	2019/6/29	全国人大	疫苗研制、生产、流通和预防接种及其监督管理
2	《疫苗储存和运输管理规范（2006年版）》	中国	2006/3/8	国家食药监总局、卫生部	疫苗储存、运输
3	《疫苗储存和运输管理规范（2017年版）》	中国	2016/4/23	国家卫计委、食药监管总局	疫苗储存、运输
4	《关于贯彻实施新修订〈疫苗流通和预防接种管理条例〉的通知》	中国	2016/6/14	国家食药监总局、国家卫计委	疫苗的销售、采购、配送、冷链、使用和监督
5	《国务院办公厅关于进一步加强疫苗流通和预防接种管理工作的意见》	中国	2017/1/5	国务院办公厅	疫苗管理、疫苗流通、采购、冷链、预防接种、保障和监督
6	《食品药品监管总局国家卫生计生委关于进一步加强疫苗流通监管促进疫苗供应工作的通知》	中国	2017/8/30	国家食药监管总局、国家卫计委	疫苗储存、配送、采购、监督管理
7	《中华人民共和国政府采购法》	中国	2014/8/31	全国人大	疫苗采购
8	《疫苗流通和预防接种管理条例（2016年修订版）》	中国	2016/4/23	国务院	疫苗采购、流通、接种、经费保障
9	《中华人民共和国传染病防治法》	中国	2013/6/29	全国人大	疫苗要求
10	《药品经营质量管理规范（2016年修订版）》	中国	2016/7/13	国家食药监总局	疫苗管理、采购、储存
11	《药品流通监督管理办法》	中国	2007/1/31	国家食药监总局	疫苗储存、流通、监管
12	《中华人民共和国政府采购法实施条例》	中国	2015/1/31	全国人大	疫苗采购
13	《政府采购非招标采购方式管理办法》	中国	2013/12/19	国家财政部	疫苗采购

编号	法 规	发布地点	发布时间	发布机构	内 容
14	《政府采购货物和服务招标投标管理办法》	中国	2017/7/11	国家财政部	疫苗招标采购
15	《政府采购进口产品管理办法》	中国	2007/12/27	国家财政部	疫苗招标采购
16	《政府采购竞争性磋商采购方式管理暂行办法》	中国	2014/12/31	国家财政部	疫苗招标采购
17	《疫苗管理法(征求意见稿)》	中国	2018/11/11	国家食药监总局	疫苗研制、上市许可、管理、流通、接种、异常反应补偿等
18	《关于制定本市第二类疫苗接种服务价格的通知》	北京	2018/3/6	北京市发改委	第二类疫苗服务价格
19	《福建省人民政府办公厅关于进一步加强疫苗流通和预防接种管理工作的实施意见》	福建	2017/12/4	福建省人民政府	一类和二类疫苗流通和预防管理
20	《福建省疫苗集中采购实施方案》	福建	2016/11/21	福建省卫计委、发改委	一类和二类疫苗采购、购买、配送、监督
21	《福建省食品药品监督管理局关于进一步加强疫苗流通监管的通知》	福建	2017/8/21	福建省食药监局	疫苗流通监管
22	《南安市第二类疫苗采购实施方案的通知》	福建	2019/2/25	福建省南安市卫健委	第二类疫苗招标、采购、遴选
23	《甘肃省第二类疫苗采购实施方案》	甘肃	2018	甘肃省人民政府	第二类疫苗采购、配送、储存、费用、监督方案
24	《广东省人民政府办公厅关于进一步加强疫苗流通和预防接种管理工作的实施意见》	广东	2017/6/9	广东省人民政府	疫苗管理条例
25	《广东省食品药品监督管理局疫苗储存和运输监督管理办法》	广东	2017/4/16	广东省食药监局	疫苗管理条例

编号	法 规	发布地点	发布时间	发布机构	内 容
26	《广东省卫生和计划生育委员会关于第二类疫苗集中采购的实施方案》	广东	2016/10/28	广东省卫计委	第二类疫苗采购、配送、费用、监管
27	《广西壮族自治区计划免疫条例(2010年修正)》	广西	2014/7/17	广西人大	疫苗管理条例
28	《广西壮族自治区计划免疫条例》	广西	1998/11/23	广西人大	疫苗管理条例
29	《广西壮族自治区人民政府办公厅关于进一步加强疫苗流通和预防接种管理工作的实施意见》	广西	2017/7/14	广西壮族自治区人民政府	一类和二类疫苗流通和预防管理
30	《进一步加强药品安全整治工作的通知》	广西	2010	广西壮族自治区人民政府	疫苗管理
31	《贵州省食品药品监督管理局关于做好第二类疫苗委托配送备案管理工作的通知》	贵州	2017/5/4	贵州省食药监局	第二类疫苗储存、配送、监督
32	《河北省第二类疫苗省级集中采购实施方案(试行)》	河北	2016/12/16	河北省人民政府	第二类疫苗采购、配送、费用、监管
33	《河南省人民政府办公厅关于强化疫苗流通和预防接种管理的意见》	河南	2017/5/22	河南省人民政府	疫苗流通、管理、储存、预防接种、监督
34	《关于进一步规范第二类疫苗采购接种行为的通知》	湖北	2018/12/6	湖北省卫计委	第二类疫苗采购
35	《湘卫发〔2018〕2号湖南省卫生计生委关于进一步加强疫苗流通和预防接种管理工作的通知》	湖南	2018/7/23	湖南省卫计委	疫苗流通、管理、预防接种、监督
36	《关于启用内蒙古自治区第二类疫苗集中采购交易平台的通知》	内蒙古	2017/5/23	内蒙古自治区卫计委	第二类疫苗采购、配送
37	《内蒙古自治区第二类疫苗采购实施方案》	内蒙古	2016/12/6	内蒙古自治区卫计委、疾控	第二类疫苗采购、配送、监督管理

（续表）

编号	法　规	发布地点	发布时间	发布机构	内　　容
38	《内蒙古自治区发展改革委财政厅关于规范疫苗价格管理的通知》	内蒙古	2016/11/10	内蒙古自治区发改委	疫苗收费
39	《内蒙古自治区人民政府办公厅关于进一步加强疫苗流通和预防接种管理工作的实施意见》	内蒙古	2017/7/17	内蒙古自治区人民政府	疫苗流通、监督、预防接种管理
40	《宁夏第二类疫苗招标采购管理办法（试行）》	宁夏	2016/6/16	宁夏回族自治区人民政府	第二类疫苗招标、采购、配送、监督
41	《自治区人民政府办公厅印发宁夏回族自治区防治慢性病中长期规划和关于进一步加强疫苗流通和预防接种管理工作实施意见的通知》	宁夏	2017	宁夏回族自治区人民政府办公厅	疫苗采购、配送、接种、管理、监督
42	《山西第二类疫苗集中采购管理办法》	山西	2017/12/27	山西省卫计委	第二类疫苗管理、采购、配送、监督
43	《山西省人民政府办公厅关于进一步加强疫苗流通和预防接种管理工作的实施意见》	山西	2017	山西省人民政府	疫苗接种，第二类疫苗采购、配送，疫苗和接种的监督管理
44	《陕西省疫苗流通和预防接种管理实施办法》	陕西	2017/3/16	陕西省人民政府	疫苗管理条例
45	《陕西省第二类疫苗采购实施方案（试行）》	陕西	2016/11/25	陕西省卫计委	第二类疫苗招标、采购、监督管理
46	《上海市人民政府办公厅关于进一步加强本市疫苗流通和预防接种管理工作的通知》	上海	2017/12/27	上海市人民政府	一类和二类疫苗招标、采购、管理、运输、接种规范、监督
47	《上海市疫苗流通和预防接种管理行政处罚裁量基准》	上海	2018/3/1	上海市人民政府	疫苗管理
48	《市食品药品监管局关于进一步加强本市疫苗流通质量安全监管工作的通知》	上海	2017/1/13	上海市人民政府	疫苗监督

（续表）

编号	法　规	发布地点	发布时间	发布机构	内　容
49	《市卫生计生委关于进一步完善本市疫苗流通和预防接种管理工作的通知》	上海	2016/10/24	上海市卫计委	疫苗监督，一类疫苗采购、运输，二类疫苗评估遴选、采购，疫苗接种，监督管理
50	关于印发《上海市预防接种门诊管理要求（2016年版）》和《上海市疫苗适用性评估和遴选管理办法》的通知	上海	2016/6/11	上海市卫计委	疫苗管理、评估、遴选、监督管理
51	《四川省第二类疫苗挂网阳光采购实施方案》	四川	2016/6/7	四川省卫计委	第二类疫苗采购、配送、监督管理
52	《四川省人民政府办公厅关于进一步加强疫苗流通和预防接种管理工作的实施意见》	四川	2017/7/28	四川省人民政府	疫苗管理监督、采购、配送、接种
53	《云南省人民政府办公厅关于进一步加强疫苗流通和预防接种管理工作的实施意见》	云南	2017/8/1	云南省人民政府	疫苗流通、监督管理
54	《浙江省加强疫苗生产质量监管工作管理规定》	浙江	2014/5/13	浙江省食药监局	疫苗生产监督管理
55	《关于进一步加强疫苗流通和预防接种管理工作的实施意见》	重庆	2017/8/7	重庆市人民政府	疫苗流通、监督管理
56	《关于进一步加强疫苗流通和预防接种管理工作的通知》	重庆	2016/9/8	重庆市人民政府	疫苗采购、配送、接种管理
57	《重庆市人民政府办公厅关于进一步加强疫苗流通和预防接种管理工作的通知》	重庆	2016/9/9	重庆市人民政府	疫苗采购、销售、配送、管理、监督
58	《江苏省第二类疫苗集中采购实施方案》	江苏	2018/12/29	江苏省卫计委	第二类疫苗采购、评估遴选、配送、监督管理

表 2　国内外重大疫苗事件

事件发生时间	疫苗事件名称	关联问题疫苗
1928	澳大利亚白喉疫苗事件	白喉疫苗
1955	美国卡特疫苗事件	脊髓灰质炎疫苗
1948—1988	日本乙肝疫苗事件	乙肝疫苗注射针筒循环使用
1996	日本毒疫苗事件	乙肝疫苗
2009/02/06	大连金港安迪生物制药制品公司违法添加事件	狂犬病疫苗
2009/12	广西来宾假狂犬疫苗事件	狂犬病疫苗
2009/12	江苏延申人用狂犬疫苗造假事件	狂犬病疫苗
2009/12	河北福尔狂犬疫苗造假事件	狂犬病疫苗
2010/03/17	山西疫苗事件	乙肝疫苗、狂犬病疫苗、乙脑疫苗
2012	山东潍坊非法疫苗案	流感疫苗、乙肝疫苗、狂犬病疫苗
2016/03	山东非法疫苗案	多种儿童、成人用二类疫苗
2017/11	吉林长春长生疫苗事件	百白破疫苗、冻干人用狂犬病疫苗
2018	菲律宾登革热疫苗失效事件	登革热疫苗
2018/08/01	武汉生物公司疫苗事件	百白破疫苗
2019/01/07	江苏金湖过期疫苗事件	口服脊髓灰质炎减毒活疫苗

4. 各省区市数据分析结果附录

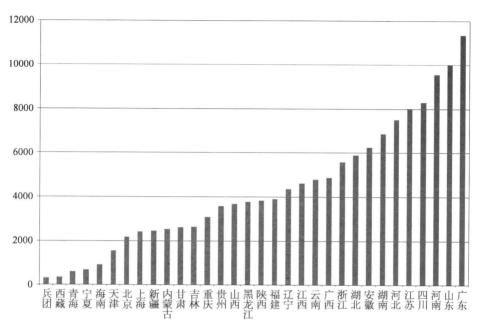

图 3‒1‒1　中国各省区市疫苗服务人口数(万人,2017 年,常住)

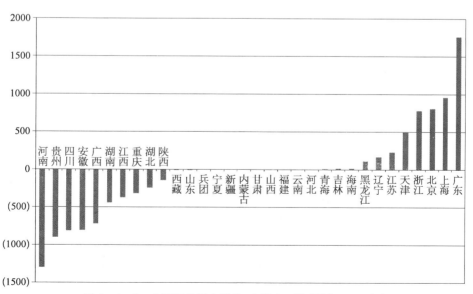

图 3‒1‒2　中国各省区市常住‒户籍人口数(万人,2017 年)

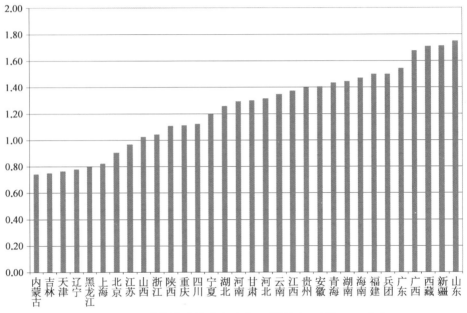

图 3-1-3 中国各省区市出生人口/常住人口(%,2017 年)

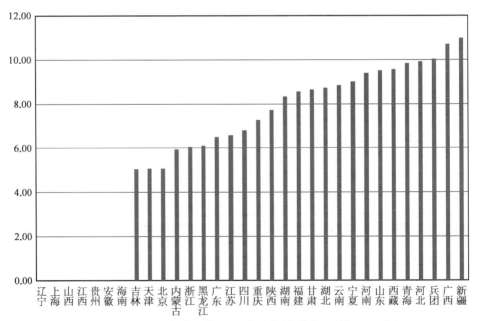

图 3-1-4 中国各省区市 0~6 岁儿童/常住人口(%,2017 年)

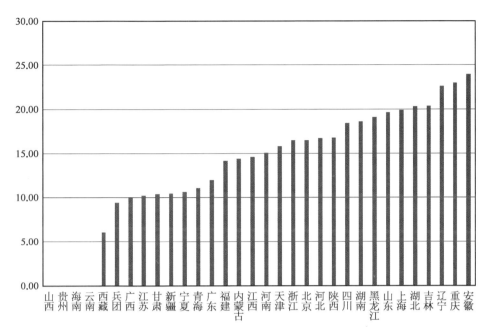

图 3-1-5　中国各省区市 60 岁及以上老人/常住人口 (%, 2017 年)

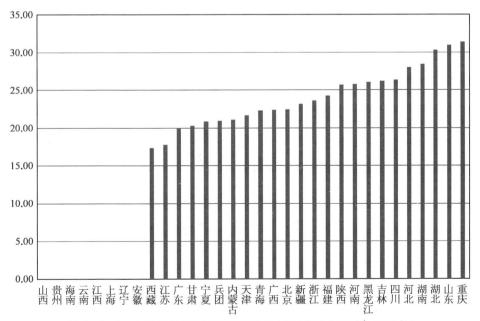

图 3-1-6　中国各省区市疫苗服务重点人群/常住人口 (%, 2017 年)

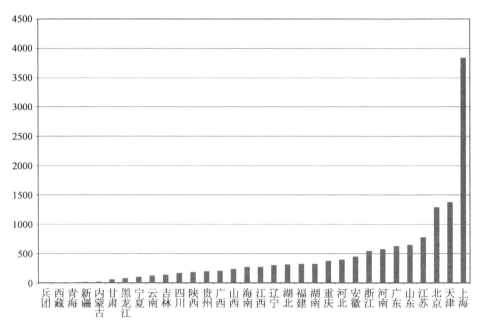

图 3-1-7　中国各省区市疫苗服务人口密度(人/平方公里,2017年)

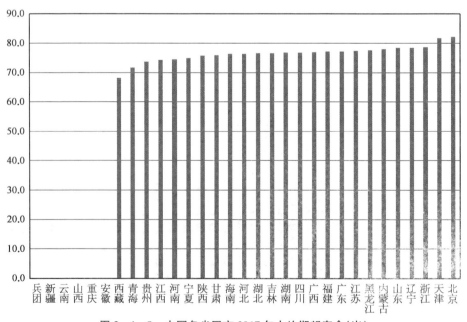

图 3-1-8　中国各省区市 2017 年人均期望寿命(岁)

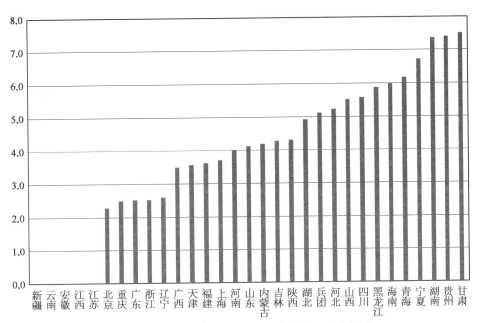

图 3-1-9　中国各省区市 2017 年婴儿死亡率(‰)

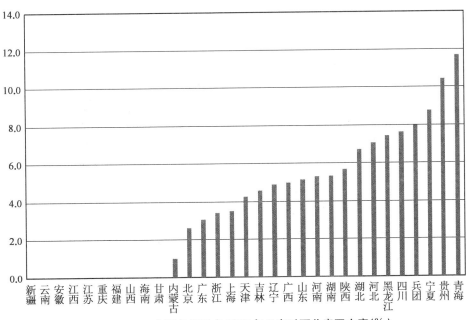

图 3-1-10　中国各省区市 2017 年 5 岁以下儿童死亡率(‰)

表 3-2-1　2018 年各省区市国家免疫规划疫苗接种单位的配送机构分布情况

地区	省区市	由疾控机构配送的比例(%)	由第三方企业配送的比例(%)	由疫苗生产企业配送的比例(%)
东部	海南	100	0	0
	广东	82.2	17.8	0
	福建	100	0	0
	江苏	/	/	/
	浙江	/	/	/
	上海	0	100	0
	天津	0	100	0
	北京	0	100	0
	山东	100	0	0
	河北	100	0	0
	辽宁	100	0	0
中部	黑龙江	94.9	5.1	0
	吉林	86.2	13.8	0
	河南	100	0	0
	山西	100	0	0
	安徽	100	0	0
	江西	100	0	0
	湖北	100	0	0
	湖南	95.4	4.6	0
西部	贵州	100	0	0
	云南	100	0	0
	广西	/	/	/
	四川	100	0	0
	重庆	100	0	0
	陕西	100	0	0
	内蒙古	100	0	0
	宁夏	100	0	0

（续表）

地区	省区市	由疾控机构配送的比例（％）	由第三方企业配送的比例（％）	由疫苗生产企业配送的比例（％）
西部	青海	100	0	0
	甘肃	100	0	0
	兵团	100	0	0
	新疆	100	0	0
	西藏	所有疫苗均是由企业委托三方配送至林芝、昌都、阿里地区疾控，之后由下级疾控前往上级疾控领取，最后由接种单位前往疾控机构领取		

"/"：代表数据缺失。

表3－2－2　2018年各省区市国家免疫规划疫苗承担配送任务的机构情况

地区	省区市	实际承担配送任务的生产企业数（家）	实际承担配送任务的专业冷链企业数（家）	实际承担配送任务的市区县疾控中心数（家）	市区县疾控中心总数（家）	实际承担疾控占疾控总数的比例（％）
东部	海南	5	0	27	27	96.3
	广东	/	/	/	124	/
	福建	0	0	96	96	100
	江苏	/	/	/	125	/
	浙江	/	/	/	101	/
	上海	0	1	0	17	0
	天津	0	1	0	16	0
	北京	0	3	0	16	0
	山东	0	0	156	156	100
	河北	0	1	186	187	99.5
	辽宁	0	0	119	119	100
中部	黑龙江	0	6	94	145	64.8
	吉林	1	7	67	67	100
	河南	0	0	189	189	100
	山西	0	0	129	129	100
	安徽	0	0	121	121	100

(续表)

地区	省区市	实际承担配送任务的生产企业数（家）	实际承担配送任务的专业冷链企业数（家）	实际承担配送任务的市区县疾控中心数（家）	市区县疾控中心总数（家）	实际承担疾控占疾控总数的比例（%）
中部	江西	4	7	111	111	100
	湖北	0	4	89	99	89.9
	湖南	7	1	137	144	95.1
西部	贵州	0	0	102	102	100
	云南	0	0	145	145	100
	广西	12	0	116	116	100
	四川	0	0	209	209	100
	重庆	0	0	39	39	100
	陕西	4	0	118	118	100
	内蒙古	/	/	/	1853	/
	宁夏	0	0	25	25	100
	青海	0	0	54	54	100
	甘肃	/	/	/	101	/
	兵团	0	1	178	178	100
	新疆	/	/	/	110	/
	西藏	1	5	0	81	0

"/"：代表数据缺失。

表 3-2-3　2018 年各省区市非国家免疫规划疫苗接种单位的配送机构分布情况

地区	省区市	由疾控机构配送的比例（%）	由第三方企业配送的比例（%）	由疫苗生产企业配送的比例（%）
东部	海南	100	0	0
	广东	/	/	/
	福建	100	0	0
	江苏	/	/	/
	浙江	/	/	/
	上海	0	100	0

地区	省区市	由疾控机构 配送的比例(%)	由第三方企业 配送的比例(%)	由疫苗生产企业 配送的比例(%)
东部	天津	0	100	
	北京	0	100	0
	山东	100	0	0
	河北	100	0	0
	辽宁	/	/	/
中部	黑龙江	92.5	7.5	0
	吉林	86.2	13.8	0
	河南	100	0	0
	山西	97.5	2.2	0.3
	安徽	98.1	1.9	0
	江西	/	/	/
	湖北	95.1	4.9	0
	湖南	95.4	4.6	0
西部	贵州	100	0	0
	云南	98.3	1.5	0.2
	广西	/	/	/
	四川	100	0	0
	重庆	100	0	0
	陕西	100	0	0
	内蒙古	/	/	/
	宁夏	100	0	0
	青海	100	0	0
	甘肃	/	/	/
	兵团	100	0	0
	新疆	0	0	100
	西藏	所有疫苗均是由企业委托三方配送至林芝、昌都、阿里地区疾控,之后由下级疾控前往上级疾控领取,最后由接种单位前往疾控机构领取		

"/":代表数据缺失。

表 3－2－4　2018 年各省区市非国家免疫规划疫苗承担配送任务的机构情况

地区	省区市	实际承担配送任务的生产企业数（家）	实际承担配送任务的专业冷链企业数（家）	实际承担配送任务的市区县疾控中心数（家）	市区县疾控总数（家）	实际承担配送疾控占全部疾控比例（%）
东部	海南	0	4	26	27	96.3
	广东	/	/	/	124	/
	福建	0	0	86	96	89.6
	江苏	/	/	/	125	/
	浙江	/	/	/	101	/
	上海	0	1	0	17	0
	天津	0	1	0	16	0
	北京	0	3	0	16	0
	山东	40	0	139	156	89.1
	河北	/	/	/	187	/
	辽宁	/	/	/	119	/
中部	黑龙江	1	9	78	145	53.8
	吉林	39	0	58	67	86.6
	河南	0	0	171	189	90.4
	山西	2	6	114	129	88.4
	安徽	0	0	105	121	86.8
	江西	42	15	111	111	100
	湖北	42	4	88	99	88.9
	湖南	41	6	124	144	86.1
西部	贵州	3	6	93	102	91.2
	云南	/	/	/	145	/
	广西	0	7	0	116	0
	四川	43	18	188	209	89.9
	重庆	0	0	39	39	100
	陕西	0	0	108	118	91.5
	内蒙古	/	/	/	1853	/

地区	省区市	实际承担配送任务的生产企业数（家）	实际承担配送任务的专业冷链企业数（家）	实际承担配送任务的市区县疾控中心数（家）	市区县疾控总数（家）	实际承担配送疾控占全部疾控比例（%）
西部	宁夏	0	0	23	25	92.0
	青海	5	11	46	54	85.2
	甘肃	/	/	/	101	/
	兵团	0	6	14	178	7.9
	新疆	/	/	/	110	/
	西藏	0	0	0	81	/

"/"：代表数据缺失。

表 3－2－5　2018 年各省区市疫苗接种单位配送机构分布与冷链车配置

地区	省区市	接种单位配送机构分布：疾控机构所占比例/第三方所占比例/生产企业所占比例（%）		区县级冷链车数量/区县级疾控数量（辆/家）
		国家免疫规划疫苗	非国家免疫规划疫苗	
东部	海南	100/0/0	100/0/0	/
	广东	82.2/17.8/0	/	85/103
	福建	100/0/0	100/0/0	86/86
	江苏	/	/	108/90
	浙江	/	/	88/90
	上海	0/100/0	0/100/0	0/16
	天津	0/100/0	0/100/0	0/16
	北京	0/100/0	0/100/0	0/16
	河北	100/0/0	100/0/0	72/176
	山东	100/0/0	100/0/0	139/139
	辽宁	100/0/0	/	/
中部	黑龙江	94.9/5.1/0	92.5/7.5/0	38/132
	吉林	86.2/13.8/0	86.2/13.8/0	49/58
	河南	100/0/0	100/0/0	151/171

(续表)

地区	省区市	接种单位配送机构分布：疾控机构所占比例/第三方所占比例/生产企业所占比例(%)		区县级冷链车数量/区县级疾控数量（辆/家）
		国家免疫规划疫苗	非国家免疫规划疫苗	
中部	山西	100/0/0	93.4/4.9/1.6	145/118
	安徽	100/0/0	100/0/0	97/105
	江西	100/0/0	66.1/8.9/25.0	124/100
	湖北	100/0/0	65.7/3.0/31.3	70/86
	湖南	100/0/0	72.5/3.5/24.0	/
西部	贵州	100/0/0	100/0/0	113/93
	云南	100/0/0	97.2/0/2.8	154/129
	广西	/	/	14/102
	四川	100/0/0	100/0/0	193/188
	重庆	100/0/0	100/0/0	39/39
	陕西	100/0/0	100/0/0	134/108
	甘肃	100/0/0	/	79/86
	内蒙古	100/0/0	/	/
	青海	100/0/0	/	46/46
	宁夏	100/0/0	100/0/0	20/20
	兵团	100/0/0	100/0/0	0/164
	新疆	100/0/0	0/0/100	9/96
	西藏	所有疫苗均是由企业委托三方配送至林芝、昌都、阿里地区疾控，之后由下级疾控前往上级疾控领取，最后由接种单位前往疾控机构领取		11/74

"/"：代表数据缺失。

表3-2-6　2018年各省区市各类接种机构的构成分布情况(%)

地区	省区市	预防接种门诊	村级接种门诊	产科接种单位	其他接种单位
东部	海南	88.50	0.00	10.55	0.94
	广东	49.33	0.00	19.69	30.98

(续表)

地区	省区市	预防接种门诊	村级接种门诊	产科接种单位	其他接种单位
东部	福建	83.07	0.28	16.64	0.00
	江苏	31.08	31.48	14.62	22.82
	浙江	64.41	0.08	14.50	21.01
	上海	55.49	0.00	18.14	26.37
	天津	59.57	0.00	19.79	20.64
	北京	61.68	0.00	17.03	21.29
	山东	82.34	0.00	17.66	0.00
	河北	81.31	0.66	18.03	0.00
	辽宁	72.31	12.54	13.74	1.42
中部	黑龙江	21.51	73.51	4.88	0.10
	吉林	81.21	0.08	14.83	3.89
	河南	62.79	11.86	25.35	0.00
	山西	42.64	48.56	7.82	0.97
	安徽	76.33	0.00	23.67	0.00
	江西	60.18	24.75	13.94	1.14
	湖北	32.64	59.95	6.96	0.45
	湖南	40.03	49.92	9.95	0.11
西部	贵州	19.86	74.77	4.90	0.47
	云南	8.73	87.79	2.94	0.54
	广西	74.77	0.00	25.23	0.00
	四川	73.94	5.63	13.23	7.20
	重庆	81.91	3.46	13.28	1.36
	陕西	60.43	0.00	12.94	26.63
	内蒙古	100.00	0.00	0.00	0.00
	宁夏	16.91	70.23	3.82	9.04
	青海	2.97	97.03	0.00	0.00
	甘肃	15.11	80.82	2.93	1.14
	兵团	89.82	0.00	10.18	0.00
	新疆	12.66	84.47	2.87	0.00
	西藏	82.59	0.00	9.74	7.66

表 3‑2‑7　2018 年各省仓储中心构成情况以及新技术应用情况

地区	省区市	疫苗仓储中心（个）	其中：疾控内部中心（个）	其中：外部中心（个）	疾控内部中心所占比例（%）	外部中心所占比例（%）	是否应用新技术	应用技术（应用年份）
东部	海南	65	52	13	80	20	是	疫苗冷链监控及追溯信息平台（2018）
	广东	/	/	/	/	/	/	
	福建	97	97	0	100	0	是	冷链温度实时监控系统（2011、2018）
	江苏	/	/	/	/	/	/	
	浙江	2	2	0	100	0	是	冷库温湿度监测系统（2012）
	上海	1	0	1	0	100	是	实时温度检测平台（2012）、VVM（2014）、疫苗追溯系统（2018）
	天津	1	0	1	0	100	是	冷链温度自动监测系统（2018）
	北京	3	0	3	0	100	否	
	山东	444	444	0	100	0	是	冷链温度监测系统（2016）
	河北	0	0	0	0	0	是	自动温度监控（2016）
	辽宁	119	119	0	100	0	否	
中部	黑龙江	132	132	0	100	0	是	冷链监测系统、自动温度监测、温度报警（2016）
	吉林	0	68	0	100	0	否	
	河南	190	190	0	100	0	否	
	山西	130	130	0	100	0	否	
	安徽	105	105	0	100	0	是	省市县疾控冷链实时监控云平台（2016）
	江西	112	112	0	100	0	是	自动温度检测技术（2014、2018）
	湖北	100	100	0	100	0	是	海尔冷链远程监控系统（2011）

地区	省区市	疫苗仓储中心(个)	其中:疾控内部中心(个)	其中:外部中心(个)	疾控内部中心所占比例(%)	外部中心所占比例(%)	是否应用新技术	应用技术(应用年份)
中部	湖南	1	0	1	0	100	是	龙邦温湿度自动监测系统验证报告(2018)
西部	贵州	6	0	6	0	100	是	自动温度监控(2016)
	云南	146	146	0	100	0	是	北京龙邦科技有限公司温湿度系统(目前已不再应用)(2010)、北京康顺和生物科技有限公司温湿度系统(目前省、州、县冷库应用)(2013)、GSM机房温度断电报警器(一个州市应用)(2016)
	广西	/	/	/	/	/	/	
	四川	18	0	18	0	100	否	
	重庆	42	39	3	92.9	7.1	是	实时温度监控(2016)
	陕西	1	1	0	100	0	是	远程监测(2018)
	内蒙古	/	/	/	/	/	/	
	宁夏	0	0	0	0	0	是	宁夏免疫规划信息系统(2016)
	青海	55	55	0	100	0	是	省级智能温度监测系统(2014)、州市级智能温度监测系统(2015)、县级智能温度监测系统(2017)
	甘肃	/	/	/	/	/	/	
	兵团	10	10	0	100	0	否	
	新疆	141	141	0	100	0	/	
	西藏	6	6	0	100	0	否	

"/":代表数据缺失。

表3－3－1　各省区市疾控免疫规划科人力资源整体概况

省区市	免疫规划科总在岗数（人）	免疫规划科卫生技术人员总数（人）	免疫科管理人员数（人）	免疫科后勤人员数（人）	全中心卫生技术人员总数（人）	免疫规划科技术人员比例（%）	免疫规划科后勤及管理人员比例（%）	免疫规划科技术人员占全中心技术人员比例（%）	2017年常住0～6岁儿童数（10万人）	免疫规划科技术人员人数/常住0～6岁儿童数（1/10万人）
东部地区：										
广东	16	16	3	0	259	100.00	18.75	6.18	73.88	0.22
山东	26	26	6	1.7	284	100.00	29.62	9.15	95.10	0.27
江苏	21	21	0	0	443	100.00	0.00	4.74	52.82	0.40
浙江	19	19	0	0	291	100.00	0.00	6.53	33.93	0.56
河北	17	16	1	0	270	94.12	0.00	5.93	74.76	0.21
上海	13	12	2	0	402	92.31	15.38	2.99	/	/
天津	9	9	/	/	258	100.00	0.00	3.49	7.90	1.14
北京	39	39	0	0	523	100.00	0.00	7.46	11.03	3.54
福建	18	18	0	0	284	100.00	0.00	6.34	33.53	0.54
海南	/	/	/	/	/	/	/	/	/	/
辽宁	20	19	0	0	326	95.00	0.00	5.83	/	/
东部汇总	198	195	11	1.7	3 340	98.48	6.41	5.84	382.94	0.51
中部地区：										
黑龙江	15	15	5	0	229	100.00	33.33	6.55	23.10	0.65
湖北	12	12	1	0	/	100.00	8.33	/	51.49	0.23
吉林	12	11	1	0	167	91.67	8.33	6.59	13.30	0.83
江西	10	10	2	1	196	100.00	30.00	5.10		
河南	27	27	0	3	297	100.00	11.11	9.09	90.00	0.30
湖南	9	8	9	0	223	88.89	100.00	3.59	57.29	0.14
安徽	16	14	0	2	213	87.50	12.50	6.57	/	/

(续表)

省区市	免疫规划科总在岗数(人)	免疫规划科卫生技术人员总数(人)	免疫科管理人员数(人)	免疫科后勤人员数(人)	全中心卫生技术人员总数(人)	免疫规划科技术人员比例(%)	免疫规划科后勤及管理人员比例(%)	免疫规划科技术人员占全中心技术人员比例(%)	2017年常住0～6岁儿童数(10万人)	免疫规划科技术人员人数/常住0～6岁儿童数(1/10万人)
山西	11	10	2	1	168	90.91	27.27	5.95	/	/
中部汇总	112	107	20	7	1 493	95.54	24.11	7.17	235.18	0.45
西部地区：										
兵团	5	5	2	0	49	100.00	40.00	10.20	3.02	1.66
新疆	23	21	3	0	/	91.30	13.04	/	26.86	0.86
贵州	27	25	1	1	365	92.59	7.41	6.85	/	/
陕西	18	18	18	0	170	100.00	100.00	10.59	29.68	0.61
广西	20	19	4	0	398	95.00	20.00	4.77	52.30	0.36
内蒙古	/	/	/	/	/	/	/	/	15.01	/
宁夏	15	15	0	0	199	100.00	0.00	7.54	6.14	2.44
青海	17	15	5	0	174	88.24	29.41	8.62	5.89	2.55
四川	19	16	0		321	84.21	0.00	4.98	56.53	0.28
云南	24	24	0	0	430	100.00	0.00	5.58	42.40	0.57
甘肃	15	15	15	0	311	100.00	100.00	4.82	22.57	0.66
重庆	11	9	2	2	184	81.82	36.36	4.89	22.40	0.40
西藏	17	17	3	0	190	100.00	17.65	8.95	3.23	5.26
西部汇总	211	199	53	3	2 791	94.31	26.54	7.13	286.03	0.70
全国汇总	521	501	84	11.7	7 624	96.16	18.37	6.57	904.15	0.55
P值	0.111	0.087	0.238	0.173	0.034	0.386	0.032	0.507	0.094	0.174

"/"：代表数据缺失。

表 3－3－2 各省区市疾控免疫规划科技术人员具体情况比较

省区市	免疫规划科卫生技术人员总数(人)	高职人数(人)	中职人数(人)	初职人数(人)	研究生学历人数(人)	本科学历人数(人)	免疫规划科技术人员中高级职称比例(%)	免疫规划科技术人员中学历本科及以上比例(%)
东部地区：								
广东	16	9	2	5	8	8	68.75	100.00
江苏	21	14	2	5	19	2	76.19	100.00
山东	26	13	10	3	21	5	88.46	100.00
浙江	19	7	8	2	15	4	78.95	100.00
河北	16	5	8	3	8	8	81.25	100.00
上海	12	3	6	3	9	3	75.00	100.00
天津	9	4	4	1	6	2	88.89	88.89
北京	39	15	14	10	32	7	74.36	100.00
福建	18	6	8	4	11	6	77.78	94.44
海南	/	/	/	/	/	/	/	/
辽宁	19	10	7	2	5	12	89.47	89.47
东部汇总	195	86	69	38	134	55	79.49	96.92
中部地区：								
黑龙江	15	8	4	3	8	7	80.00	100.00
湖北	12	3	7	2	9	3	83.33	100.00
吉林	11	6	3	2	3	7	81.82	90.91
江西	10	3	6	1	6	4	90.00	100.00
河南	27	5	20	2	17	6	92.59	85.19
湖南	8	3	3	3	3	6	75.00	112.50[a]
安徽	14	6	8	2	7	3	100.00	71.43
山西	10	3	5	2	8	6	80.00	90.00
中部汇总	107	37	56	17	59	39	86.92	91.59
西部地区：								
兵团	5	1	3	1	1	4	80.00	100.00

省区市	免疫规划科卫生技术人员总数(人)	高职人数(人)	中职人数(人)	初职人数(人)	研究生学历人数(人)	本科学历人数(人)	免疫规划科技术人员中高级职称比例(%)	免疫规划科技术人员中学历本科及以上比例(%)
新疆	21	6	10	5	3	15	76.19	85.71
贵州	25	13	7	5	14	7	80.00	84.00
陕西	18	5	9	4	8	9	77.78	94.44
广西	19	8	8	4	12	8	84.21	105.26[a]
内蒙古	/	/	/	/	/	/	/	/
宁夏	15	5	6	4	5	10	73.33	100.00
青海	15	4	8	4	9	6	80.00	93.33
四川	16	5	6	5	5	12	68.75	106.25[a]
云南	24	5	11	8	18	7	66.67	104.17[a]
甘肃	15	5	7	3	9	6	80.00	100.00
重庆	9	3	5	1	4	7	88.89	122.22[a]
西藏	17	0	4	13	1	14	23.53	88.24
西部汇总	178	54	74	52	85	90	71.91	98.31
全国汇总	480	177	199	107	278	184	78.33	96.25[b]
P 值	0.087	0.057	0.734	0.042	0.115	0.033	0.086	0.48

"/"：表示数据缺失；

a：比例超过100%可能由于汇报时存在重叠,最终导致结果偏大,实际原因不明确；

b：结果可能偏高于实际结果。

表 3-3-3　各省区市疾控疫苗采配及冷链管理人员具体比较(人)

省区市	中心负责疫苗采购人员数[a]	免疫科后勤人员中负责疫苗采购人员数	中心负责疫苗冷链管理人员数	免疫科负责疫苗冷链管理人员数	中心疫苗出入库管理人员数	免疫科疫苗出入库管理人员数
东部地区：						
广东	/	/	/	/	/	/
江苏	3	0	5	2	2	0

省区市	中心负责疫苗采购人员数[a]	免疫科后勤人员中负责疫苗采购人员数	中心负责疫苗冷链管理人员数	免疫科负责疫苗冷链管理人员数	中心疫苗出入库管理人员数	免疫科疫苗出入库管理人员数
山东	2	0.5	2	0.5	2	1
浙江	5	0	2.5	0	2.5	0
河北	0	0	0	0	0	0
上海	2	1	1	1	0	0
天津	0	/	0	/	0	/
海南	/	/	/	/	/	/
北京	0	0	0	0	0	0
福建	1	0.2	1.2	0	1.2	0
辽宁	2	2	2	2	0	0
东部汇总	15	3.7	13.7	5.5	7.7	1
中部地区：						
黑龙江	3	3	2	2	1	1
湖北	0	1	0	1	0	1
吉林	0	0	0	2	0	3
江西	2	1	2	1	1	1
河南	1	1	2	0	3	0
湖南	0.5	0.5	1.2	0.2	1.6	1.6
安徽	1	1	1	0.5	2	1
山西	0	0	1.5	1.5	1.5	1.5
中部汇总	7.5	7.5	9.7	8.2	10.1	10.1
西部地区：						
兵团	1	1	1	1	1	1
新疆	/	/	/	1	/	1
贵州	0	1	0	1	0	2
陕西	2	2	2	0	2	0
广西	1	0.4	6	1	3	0.6

（续表）

省区市	中心负责疫苗采购人员数[a]	免疫科后勤人员中负责疫苗采购人员数	中心负责疫苗冷链管理人员数	免疫科负责疫苗冷链管理人员数	中心疫苗出入库管理人员数	免疫科疫苗出入库管理人员数
内蒙古	/	/	/	/	/	/
宁夏	2	2	2	2	2	2
青海	0	3	0	5	0	2
四川	3	0	4	0	2	0
云南	0.3	0.2	9.2	0.2	15	0
甘肃	/	/	/	1	/	1
重庆	2	0	3	3	3	3
西藏	2	2	5	5	4	4
西部汇总	13.3	11.6	32.2	19.2	32	15.6
P 值	0.609	0.25	0.224	0.325	0.131	0.011

"/"：代表数据缺失；

a：由于可能存在一人身兼数职，实际人数会根据其投入相应工作的时间进行加权，如一人有40%的工作时间投入冷链的管理，则记录0.4。

表 3 - 3 - 4　各省区市疾控冷库及冷链车情况

省　区　市	冷库面积（平方米）	冷链车（辆）
东部地区：		
广东	525.53	5
江苏	105	3
山东	1 088	5
浙江	740	3
河北	320	8
上海	0	0
天津	0	0
北京	0	0
福建	400	5
海南	/	/

(续表)

省 区 市	冷库面积(平方米)	冷链车(辆)
辽宁	178.39	2
东部汇总	3 356.92	31
中部省区市:		
黑龙江	203	2
湖北	200	3
吉林	106	1
江西	160	4
河南	220	3
湖南	350	3
安徽	1 000	5
山西	200	4
中部汇总	2 439	25
西部地区:		
兵团	50	0
新疆	260	3
贵州	564	4
陕西	294	2
广西	334.48	4
内蒙古	/	/
宁夏	145	3
青海	263	2
四川	563	3
云南	550	13
甘肃	500	4
重庆	650	6
西藏	60	1
西部汇总	3 973.48	42
P 值	0.664	0.975

"/": 代表数据缺失。

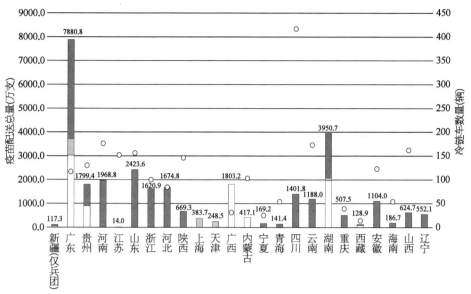

□ 生产企业配送量(万支)　▨ 第三方配送企业配送量(万支)　■ 疾控内部配送量(万支)　○ 冷链车数量

图 3-4-1　全国各省区市国家免疫规划疫苗配送情况

注: 未在图中显示的省区市代表数据缺失。

表 3-4-1　各省区市国家免疫规划疫苗配送整体情况(万支)

省区市	配送总量	生产企业配送量	配送企业配送量	疾控配送量	生产企业配送比例	配送企业配送比例	疾控配送比例
兵团	117.3	42.1	37.6	37.6	35.89%	32.05%	32.05%
新疆	/	/	/	/	/	/	/
广东	7 880.803 4	3 021.850 2	699.357 7	4 159.595 5	38.34%	8.87%	52.78%
黑龙江	/	/	/	/	/	/	/
湖北	/	/	/	/	/	/	/
吉林	/	/	/	/	/	/	/
江西[a]	/	/	/	/	/	/	/
贵州	1 799.400 4	900.795 7	0	898.604 7	50.06%	0.00%	49.94%
河南	1 968.766 2	0	0	1 968.766 2	0.00%	0.00%	100.0%
江苏[b]	14	0	14	0	0.00%	100.00%	0.00%
山东	2 423.566 8	0	0	2 423.566 8	0.00%	0.00%	100.0%
浙江	1 620.87	0	0	1 620.87	0.00%	0.00%	100.0%

（续表）

省区市	配送总量	生产企业配送量	配送企业配送量	疾控配送量	生产企业配送比例	配送企业配送比例	疾控配送比例
河北	1 674.842 3	0	0	1 674.842 3	0.00%	0.00%	100.0%
陕西	669.299 1	0	0	669.299 1	0.00%	0.00%	100.0%
上海	383.691 7	0	383.691 7	0	0.00%	100.00%	0.00%
天津	248.5	0	248.5	0	0.00%	100.00%	0.00%
广西	1 803.234	1 803.234	0	0	100.00%	0.00%	0.00%
内蒙古	417.134	417.134	0	0	100.00%	0.00%	0.00%
宁夏	169.17	0	0	169.17	0.00%	0.00%	100.0%
青海	141.400 2	0	0	141.400 2	0.00%	0.00%	100.0%
四川	1 401.81	0	0	1 401.81	0.00%	0.00%	100.0%
云南	1 188.023 6	0	0	1 188.023 6	0.00%	0.00%	100.0%
北京[a]	/	/	/	/	/	/	/
福建[a]	/	/	/	/	/	/	/
湖南	3 950.650 6	1 975.325 3	104.638	1 870.687 3	50.00%	2.65%	47.35%
甘肃	/	/	/	/	/	/	/
重庆	507.506 3	0	0	507.506 3	0.00%	0.00%	100.0%
西藏	128.874 6	82.554 2	14.320 4	32	64.06%	11.11%	24.83%
安徽	1 103.989 9	0	0	1 103.989 9	0.00%	0.00%	100.0%
海南	186.721 6	0	0	186.721 6	0.00%	0.00%	100.0%
山西	624.734	0	0	624.734	0.00%	0.00%	100.0%
辽宁	552.089 6	0	0	552.089 6	0.00%	0.00%	100.0%
汇总	30 976.378 3	8 242.993 4	1 502.107 8	21 231.277 1	26.61%	4.85%	68.54%

"/"：代表数据缺失；

a：福建、江西、北京汇报了其主要配送模式，但具体配送量不明；

b：江苏省仅上报极少数数据，大部分数据缺失，其结果不可信。

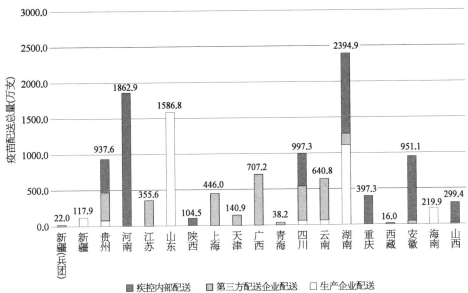

图 3‑4‑2　全国各省区市非国家规划免疫疫苗配送情况（万支）

表 3‑4‑2　各省区市非国家规划免疫疫苗配送整体情况

省区市[a]	配送总量（万支）	生产企业配送（万支）	配送企业配送（万支）	疾控系统配送（万支）	生产企业配送比例	配送企业配送比例	疾控配送比例
兵团	22.032 6	0.14	21.892 6	0	0.64%	99.36%	0.00%
新疆	117.876 5	117.876 5	0	0	100.00%	0.00%	0.00%
贵州	937.577 4	78.41	390.378 7	468.788 7	8.36%	41.64%	50.00%
河南	1 862.942 2	0	0	1 862.942 2	0.00%	0.00%	100.00%
江苏	355.603	0	355.603	0	0.00%	100.00%	0.00%
山东	1 586.764	1 586.764	0	0	100.00%	0.00%	0.00%
陕西	104.458 7	0	0	104.458 7	0.00%	0.00%	100.00%
上海	446.002 7	0	446.002 7	0	0.00%	100.00%	0.00%
天津	140.93	0	140.93	0	0.00%	100.00%	0.00%
广西	707.168 1	0	707.168 1	0	0.00%	100.00%	0.00%
青海	38.177 1	0.142 4	38.034 7	0	0.37%	99.63%	0.00%
四川	997.293 1	59.921 5	481.349	456.022 6	6.01%	48.27%	45.73%

（续表）

省区市[a]	配送总量（万支）	生产企业配送（万支）	配送企业配送（万支）	疾控系统配送（万支）	生产企业配送比例	配送企业配送比例	疾控配送比例
云南	640.793 5	62.050 2	578.743 3	0	9.68%	90.32%	0.00%
湖南	2 394.93	1 110.731 6	160.131	1 124.067 3	46.38%	6.69%	46.94%
重庆	397.322 3	0	0	397.322 3	0.00%	0.00%	100.00%
西藏	15.97	0	15.97	0	0.00%	100.00%	0.00%
安徽	951.059 6	0	47.990 1	903.069 5	0.00%	5.05%	94.95%
海南	219.939 2	219.939 2	0	0	100.00%	0.00%	0.00%
山西	299.437	0.18	22.031 8	277.225 2	0.06%	7.36%	92.58%
汇总	12 236.277	3 236.155 4	3 406.225	5 593.896 5	26.45%	27.84%	45.72%

a：缺失相应数据的省区市已在表格中略去，这些省区市中，江西、福建、北京汇报了其相应配送方式，但具体配送量不明。

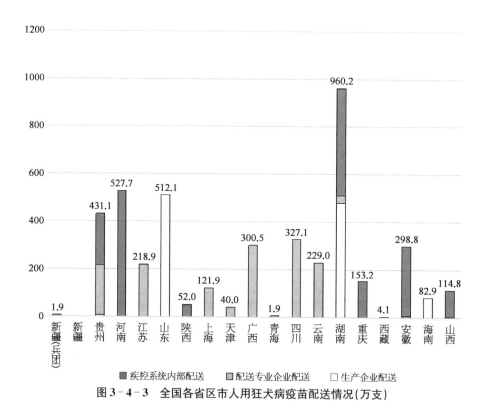

图3-4-3 全国各省区市人用狂犬病疫苗配送情况（万支）

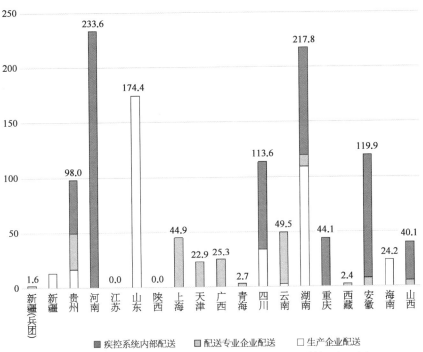

图 3－4－4　全国各省区市 EV71 手足口病疫苗配送情况（万支）

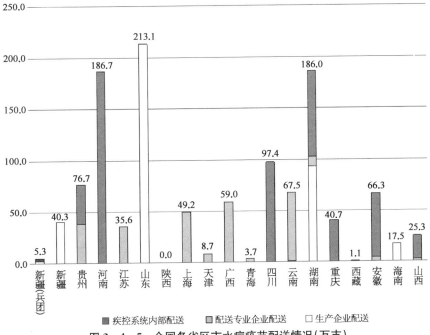

图 3－4－5　全国各省区市水痘疫苗配送情况（万支）

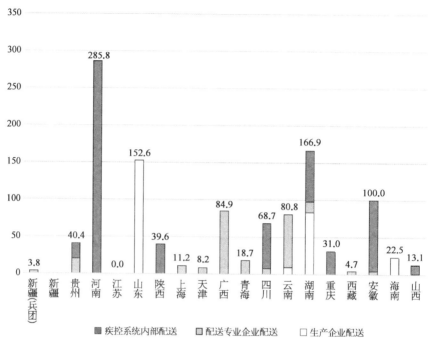

图 3 - 4 - 6　全国各省区市乙肝疫苗(二类)配送情况(万支)

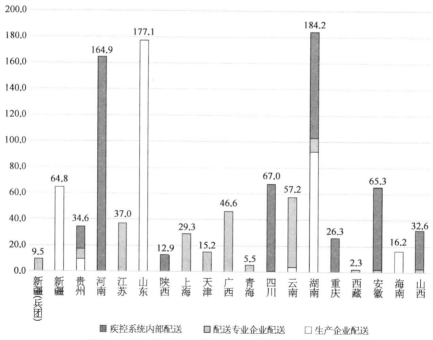

图 3 - 4 - 7　全国各省区市流感疫苗配送情况(万支)

表 3-5-1　各省区市免疫规划疫苗相关的人均(0～14 岁)经费情况(元/人)

地区	省区市	2014 年	2015 年	2016 年	2017 年	2018 年	平均人均费用	平均人均费用排序
东部	广东	13.09	12.01	13.44	14.57	27.17	16.06	7
	江苏	10.16	10.03	14.70	16.54	14.35	13.16	13
	山东	9.05	7.79	15.31	16.65	19.51	13.66	12
	浙江	10.65	10.01	16.42	19.01	19.67	15.15	10
	河北	7.70	8.11	8.17	8.34	15.04	9.47	25
	上海	47.83	28.00	32.97	46.19	40.78	39.15	1
	天津	16.49	17.27	22.31	24.95	21.92	20.59	3
	北京	49.20	36.64	27.59	27.11	52.20	38.55	2
	福建	11.30	10.78	14.59	20.10	23.02	15.96	8
中部	湖北	10.40	9.14	14.32	13.97	13.71	12.31	14
	吉林	9.05	7.22	11.34	12.89	11.19	10.34	23
	江西	15.39	14.34	16.50	18.55	20.93	17.14	6
	河南	8.94	9.21	12.00	13.04	13.03	11.244	19
	安徽	8.49	8.34	13.98	14.29	14.48	11.92	17
	山西	10.71	10.57	15.82	16.98	17.31	14.28	11
西部	贵州	7.87	10.59	10.74	12.65	16.96	11.76	18
	陕西	14.87	15.53	21.72	21.43	25.82	19.87	4
	广西	8.51	7.22	10.45	10.93	17.29	10.88	21
	宁夏	10.91	9.00	14.10	13.22	14.16	12.28	16
	青海	9.88	10.75	20.90	21.50	27.17	18.04	5
	四川	6.95	7.21	11.99	13.49	14.20	10.77	22
	云南	6.41	7.35	11.43	13.43	17.23	11.17	20
	甘肃	8.71	8.81	13.74	11.68	18.59	12.31	14
	重庆	6.16	6.38	11.65	11.28	16.11	10.32	24
	西藏	6.67	7.68	21.27	21.80	19.74	15.43	9
平均		12.81	11.55	15.73	17.40	20.46	15.59	

＊未在表中显示的省区市代表数据缺失;

免疫规划的经费数据来源于机构调查表,相关人口数据来自中国统计年鉴,详细数据来源及计算依据详见正文对应部分。

表 3－5－2　2018 年相关省区市非免疫规划疫苗人均(0～14 岁)费用(单位:元/人)

地　区	省区市	人均费用	排　名
东部	广东	29.15	2
	山东	23.14	4
	北京	38.42	1
	福建	17.67	5
中部	黑龙江	4.85	10
	湖北	1.79	11
	吉林	0.72	12
	河南	25.88	3
西部	新疆	7.44	9
	陕西	10.04	8
	广西	16.88	7
	云南	17.47	6

＊未在表中显示的省区市代表数据缺失。